“宝宝加油”胎儿医学科普丛书编委会

主　　编：俞　钢

参编人员（按姓氏笔画排序）：

丁艳群　王丽敏　龙　浩　冯　桃

刘千里　刘翠芬　孙宇玲　杜梦薇

李彩霞　余慧雯　尚　宁　胡春玲

俞嘉佳　洪　淳　夏　波　唐　晶

"宝宝加油"胎儿医学科普丛书

胎儿肺发育性疾病的评估和围产期一体化管理，广东省科技厅项目，编号：2014A020213021
胸腔镜同传统开胸手术的对比——先天性隔离肺，广东省医学科学技术研究基金项目，编号：A2015549
胎儿先天性肺疾病的多中心临床协作研究，广东省科技厅项目，编号：2016ZC0188

胎儿膈疝和食道闭锁释疑

俞　钢◎著

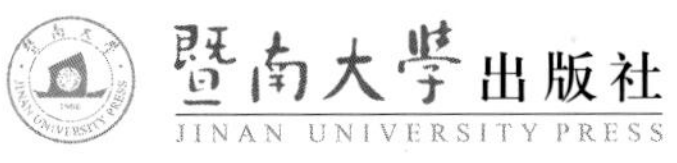

暨南大学出版社
JINAN UNIVERSITY PRESS
中国·广州

图书在版编目（CIP）数据

胎儿膈疝和食道闭锁释疑/俞钢著．—广州：暨南大学出版社，2016.11

（“宝宝加油”胎儿医学科普丛书）

ISBN 978-7-5668-1970-3

Ⅰ.①胎…　Ⅱ.①俞…　Ⅲ.①胎儿疾病—膈疝—普及读物②胎儿疾病—食管疾病—普及读物　Ⅳ.①R714.5-49

中国版本图书馆CIP数据核字（2016）第247035号

胎儿膈疝和食道闭锁释疑

TAIER GESHAN HE SHIDAO BISUO SHIYI

著　者：俞　钢

出版发行：暨南大学出版社（510630）
电　　话：总编室（8620）85221601
　　　　　营销部（8620）85225284　85228291　85228292（邮购）
传　　真：（8620）85221583（办公室）　85223774（营销部）
网　　址：http://www.jnupress.com　http://press.jnu.edu.cn
排　　版：广州市天河星辰文化发展部照排中心
印　　刷：深圳市新联美术印刷有限公司
开　　本：787mm×960mm　1/16
印　　张：15.25
彩　　插：4
字　　数：173千
版　　次：2016年11月第1版
印　　次：2016年11月第1次
定　　价：42.00元

总　序

随着胎儿医学的发展，临床胎儿医学已经渐渐向我们走来。伴随着大量的产前筛查、超声波普查及影像设备的更新和诊断水平的提高，海量的胎儿医学信息使现有的产前诊断和围产医学已无法满足临床的实际需要。过去，许多问题胎儿都是交给产科医生引产解决，目前，胎儿疾病在临床上仍没有专门的医生诊治，依然是临床医学上的一个空白。超声医生发现胎儿问题转到产科，产科医生转到儿科或新生儿科，儿科医生转到外科或小儿外科，外科医生要求生后再想办法解决。实际上，胎儿的许多生理和病理现象不是某个专科医生或某项检查就能解决的，也不是单纯引产就能了事的，它需要临床医生综合各种产前检查和信息，综合判断并作出临床处理或提供治疗的明确方案。因此临床胎儿医学的诞生是医学发展的必然过程，它是在产前诊断和围产医学的发展过程中，逐渐衍变而成的更高一级的发展形势。

临床胎儿医学，顾名思义是应用临床的医学思维针对胎儿的常见疾病进行诊断和治疗，而其中最主要的就是临床胎儿内科学和临床胎儿外科学。临床胎儿内科学是在内科学的基础上，将胎儿疾病用内科的诊断和治疗方式判断和提出处理意见，在目前主要是结合产前检查的遗传学指标或基因学问题诊断和治疗，实际上是将所有临床胎儿外科学不能解决的胎儿问题都归属在临床胎儿内科学的范畴。而临床胎儿外科学是在临床胎儿医学基础上形成的以外科手术或技术为主的医疗模式，它包括用外科的临床治疗思路来审视各种产前胎儿医疗信息，应用外科的治疗手段来处理和解决胎儿疾病和问题，同时融合产科、围产医学、产前诊断技术以及遗传、医学伦理等多学科的知识和经验。在目前主要是针对可能致死或致残的胎儿疾病，应用手术在胎儿期或产时胎儿期或新生儿期进行外科治疗。

“宝宝加油”胎儿医学科普丛书以胎儿和新生儿外科疾病为基础，围绕产前超声检查和胎儿期外科疾病的临床诊断和治疗进行科普介绍，主要针对的胎儿期相关外科疾病有胎儿肺囊腺瘤和隔离肺、膈疝、食道闭锁、消化道闭锁、腹壁发育畸形、肾积水等，阐述了当前临床胎儿医学中存在的知识缺乏或信息不对称等问题，解释和说明了当前胎儿外科疾病的诊断和治疗的原则、方法等相关问题。

由于胎儿医学涉及医学较前沿的内容，书中论及的许多问题不一定跟得上医学的发展形势，其中某些医学观点还有待商榷，可能还存在不少错误和缺点，因此希望引起各位同行和专家的关注和共鸣，同时也希望得到各位的指导和斧正。

俞　钢
2016 年 6 月

序　一

《胎儿膈疝和食道闭锁释疑》是“宝宝加油”胎儿医学科普丛书之一，它从胎儿医学的角度以浅显易懂的语言重点介绍了关于胎儿膈疝和食道闭锁的基础科学知识，以及该领域目前在我国的发展现状。该书既介绍了胎儿医学基于现代医学发展的前沿性，也简述了其作为一门新兴的交叉亚专业学科在我国“生根、发芽、开花和结果”的诸多无奈和不足。例如，膈疝的一体化管理、受体制和架构的局限、临床缺乏专业的胎儿医学专科等，这些都导致了胎儿膈疝的临床诊治在诸多环节上的脱节和混乱。因此，胎儿医学亟须得到社会的高度重视和认同，以及对该亚专业学科发展的深入梳理。

该书秉持着推动和促进胎儿医学发展的初衷，从科普的角度为普通大众和妈妈们打开一扇了解胎儿医学的大门，同时，它也为广大的胎儿医学工作者提供了一扇深入认知胎儿膈疝和食道闭锁的专业知识窗口，通过众多案例的分享和经验简介，为今后中国的胎儿医学发展增添了新的篇章。

围产医学不仅仅局限于产科，还需要胎儿超声、小儿内科、小儿外科等众多学科的参与，反映了胎儿医学多学科交叉的特点以及未来发展的前景。俞钢医生从事小儿外科工作三十余年，他以丰富的小儿外科经验，主动参与胎儿医学的学习和研究，是围产医学的生力军。

希望通过本书的发行和推广，促使全社会有更多的医学专业人员参与到胎儿医学的工作领域中来，也希望全社会有更多的人了解和关注胎儿医学，关注患膈疝和食道闭锁的宝宝们，为广大家庭的幸福和美满保驾护航！

刘兴会

四川大学华西第二医院产科主任

中华医学会围产医学分会候任主任委员

中华医学会妇产科分会产科学组副组长

2016 年 7 月于四川

序　二

围产医学的发展源自 20 世纪 70 年代，并在 70 年代末期进入我国。围产医学的研究目的是降低孕产妇与围产儿的死亡率，提高孕产妇与胎、婴儿的健康水平，降低存活新生儿的致残率，达到提高我国出生人口素质的目的。近四十年来，全国围产医学的同道们兢兢业业，一步一个脚印，迎接了一个又一个的挑战，时至今日，我国围产医学的产前诊断，产科，新生儿内、外科，以及专科护理、辅助诊断等相关学科都已经有了长足的进步，大大缩短了与国际先进水平的差距。

胎儿医学在国外已经有二三十年的发展历史，生化筛查，临床遗传，超声影像，产科临床，新生儿内、外科等多学科逐渐整合，胎儿医学也是整个临床医学发展的一个亮点，它涉及基因组学、蛋白组学、代谢组学、微创手术、基因治疗等最前沿的生物医学技术，是现代生物医学的集大成者，多学科共同研究母亲—胎盘—胎儿系统的生理、病理、代谢情况，在宫内进行相应的胎儿干预和手术及术后的随访与管理。胎儿医学是一个独立的亚专业学科，目前在复杂性双胎的治疗，特别是在双胎输血综合征的激光治疗、Rh 溶血的宫内治疗等方面已渐渐成熟。我国近年也陆续开展了胎儿医学相关的临床研究工作并已崭露头角，自 2011 年在上海举办了中国第一次真正意义上的“胎儿医学大会”以后，我国的胎儿医学方兴未艾，但同时也说明胎儿医学尚处于起步阶段，还需要制定出一系列的临床规范和标准。

广东省妇幼保健院2006年在省内率先开设了胎儿多科会诊，凭借我院相关科室高水平专家的长期坚持和努力，几年来接受了数千名孕妇的咨询，为她们做出临床指导意见，挽救了不少可能会被引产的胎儿生命，影响力遍及全省及周边地区，已经成为省内产前诊断的权威机构，现在我院也正在对胎儿多科会诊工作进行不断完善，期望能有更多的制度和规范制定出来，促进胎儿医学的发展。

俞钢教授从事小儿外科工作三十余年，近二十几年主要从事新生儿外科，是我省新生儿外科的领军人物之一，自胎儿多科会诊开设以来，一直是其中的中坚分子，他在新生儿外科各种疾病方面的诊治水平也逐渐名声在外。近年来他主要进行胎儿疾病的诊治研究，在国内率先使用网络平台，利用“好大夫在线”个人网站和“宝宝加油QQ群”，先后接受数千名孕妇的网上咨询。每年他会给100多名新生儿进行手术，是目前国内进行新生儿开胸手术例数最多的医师，并大多取得满意疗效。

有感于我国大部分医生、孕妇对胎儿膈疝和食道闭锁的严重认识不足，比例高达80%的患病胎儿在未经专业评估下而被动引产，使部分有机会选择出生的胎儿失去了合理的生存机会，俞钢教授在《胎儿膈疝和食道闭锁释疑》这本书中以专业、严谨的态度介绍了胎儿膈疝和食道闭锁的诊断、治疗和围产结局，主要内容包括：①胎儿膈疝的一体化管理，改变了膈疝的传统模式；②提出胎儿膈疝的治愈率达到70%以上（以往小于70%）；③提出了胎儿膈疝产前影像学的评估指标；④为认识胎儿疾病提供了浅显易懂的临床案例。本书内容深入浅出、通俗易懂，涉及孕妇和产科医生关心的不同问题，解答了他们的疑惑，缓解了孕妇及其家人的焦虑心理，提出诊断评估流程及医学伦理问题，从根本上改变了对胎儿膈疝和食道闭锁的传统认识，使产前诊断和治疗更趋于合理化和人性化，是一本值得医护人员和患儿家长阅读的好书。

我和俞钢教授毕业于不同的院校，共事二十余年，虽然分属内、外两科，但对新生儿专业的共同关注使我们经常进行业务沟通、探讨及研究，他所领导的新生儿外科的发展为新生儿内科提供了极大的保障。今天他所开展的胎儿医学工作将使得孕产和胎儿到新生儿的过程达到无缝衔接，为我们展示了一个新的医学领域。作为同事更是好友，他对事业的追求令我佩服！于是在友情的推动下，更是在俞钢教授奋斗精神的推动下，我写下了这篇序言。

陈运彬

中华医学会围产医学分会常务委员

中国医师协会儿科医师分会常务委员

广东省医学会围产医学分会主任委员

广东省医师协会儿科医师分会主任委员

2016年7月于广州

前　言

先天性膈疝和食道闭锁是小儿外科的经典话题，但过去由于产前诊断技术的限制，相关知识都局限于新生儿外科，即新生儿膈疝和食道闭锁的诊断和治疗。

随着胎儿超声及影像学的发展，越来越多的有关胎儿膈疝和食道闭锁问题被提出来。产前超声诊断胎儿膈疝的准确率可达98%，产前超声诊断食道闭锁的准确率在Ⅰ型的可以达到90%以上，Ⅲ型的也有30%，为早期诊断和早期治疗提供了可靠的基础和发展空间，也提出了新的要求和标准。伴随着咨询胎儿膈疝和食道闭锁问题的人数的增多，且大多咨询问题比较重复，仅靠我个人对这些问题进行解答，已经应接不暇，几乎没有精力进行更深入的研究和工作。于是我想到了写书，它能使我从繁重的口头解释工作中解放出来，这也是我写此书的初衷吧。

胎儿医学目前还是一个很新的领域，应用临床思维对胎儿现象乃至疾病进行审视和判断正逐渐步入大众生活中，将胎儿视为生命已经越来越多地被社会大众所接受，其中胎儿膈疝和食道闭锁又是胎儿医学内容中一个很小的分支，目前医疗界和全社会对此认识并不多，且有很多迷惑和误解，迫切需要了解和提高这方面的认识。

本书以科普的形式，主要通过问答和介绍典型病例等方式，力图将胎儿膈疝和食道闭锁的专业知识以简单易懂的形式展现给大家。本书的第一篇前半部分是有关胎儿膈疝的相关内容，这些都是过去的几年时间里我在“好大夫在线”个人网站上对患者提出的问题的实际解答，从患者的角度将有关胎儿膈疝的情况作全面的介绍，所以主要针对的是病患及其亲人；随后部分是将国内外对此病的新进展和新认识作综述，以通俗易懂的语言对胎儿膈疝作问答总结并提出当前存在的一些问题，同时结合10个典型病例的实际情况和图谱进行讲解，使读者能够充分了解该病目前的发展情况和存在的问题，所以本书的读者可以是妈妈们，也可以是超声科、产前诊断科、产科、新生儿科和外科等科室的医务人员。本书第二篇则介绍了胎儿食道闭锁的相关问题和知识，同时结合典型案例作了相关介绍。通过通俗的语言和实际病例展示胎儿食道闭锁研究的最新进展和实用的诊治原则。第三篇则是由妈妈们讲出她们在胎儿膈疝或食道闭锁诊断、治疗过程中的种种经历，如发现胎儿问题时的茫然、诊断初期的惶恐、知道结果后的绝望、绝望中发现网络上有一线生机的兴奋、加入“宝宝加油QQ群”后的信心和喜悦、对产后的手术治疗和远期疗效的担忧、顺利完成所有治疗后的如释重负感和见到活泼可爱的健康宝宝的成就感等。每一位有过此种经历的父母都可以说是历经冰火两重天的磨难，在几近绝望中，绝大部分终得正果，但也有不成功的悲痛和教训，为其他的妈妈们起到前车之鉴的作用。

本书通过文字表达了对新生命的祈盼和尊重，并充分体现了人类最原始、最真切的情感，是一部很好的人性教育蓝本，适合所有的读者。尽管本书不能十全十美地解决所有关于胎儿膈疝和食道闭锁的问题，但至少也能起到抛砖引玉的作用。

在近十年从事胎儿医学工作的过程中，我得到了医院领导和众多相关部门的支持，并得到许多来自互联网及“宝宝加油QQ群”的妈妈们热情的支持和鼓励。是她们让我能够保持高涨的情绪和积极的进取心，面对重重困难绝不低头、努力向前，同时，我也对胎儿膈疝和食道闭锁有了更深的理解和认识；还有我的家人、同事、朋友和曾经的患者都给了我无私的支持和帮助，使我能够顺利完成本书的编写，在此一并表示深深的感谢。此外，还需要特别感谢的是在她妈妈肚子里我们就认识的黄钰妍小朋友及她的父母，感谢广州贝护佳医疗科技有限公司李春庭董事长、薛松总经理对我工作的无私支持和鼓励，这也是促成我最终完成本书的根本原因。最后还要特别感谢广东省狮子会茗德缘服务队的狮友，是他们为广大的病患父母们伸出爱心之手，做慈善泽福社会。

本书中的观点和医治方法仅代表本人经验，言语中对涉及的相关专业的人员若有冒犯，还请各位海涵。

俞　钢

2016年6月于广州番禺南村

目　录

第一篇　胎儿膈疝

- 与传统小儿膈疝不同，胎儿膈疝（CDH）是一个全新的视角。胎儿到新生儿的诊治过程是一个一体化管理模式，该模式能有效地控制和降低并发症，使总治愈率达 80%。
- 孕妇是否继续妊娠，除了进行专业的评估外，还取决于个体的社会背景及家庭对胎儿的预期。
- 重度胎儿膈疝原则上选择宫内胎儿治疗或引产；中度胎儿膈疝有 30% 的风险，选择继续妊娠需要有面对不良预后的心理准备；尽管轻度胎儿膈疝有近 100% 的治愈率，还是需要知道这只是医学上的概率，具体到每个个体医疗过程中仍有风险。
- 孕期评估的最佳时间为 24 ~28 周。
- 胎儿的宫内转运和远程胎监管理是一种方便和有效控制并发症的方法。
- 生后救治的主要手段有：体外膜肺氧合（ECMO）、高频通气、吸入性一氧化氮等，主要原则是维持呼吸道通畅，治疗肺动脉高压。
- 生后 48 ~72 小时首选微创进行手术。
- 主要的并发症为呼吸机的长期依赖和复发，再手术率约为 5%。

第一节　胎儿膈疝的问题解答

本节内容主要是汇总我于2009年后在网上回答全国各地患者提出的100余个胎儿膈疝问题，尽管患者提出的问题有很多雷同，但具体情况却大不一样。每一个患者对胎儿膈疝的认识和理解的不同，所处地方和环境的不同，关心和考虑的问题差异性也极大。所以，将问题罗列出来相信对每一个迫切需要了解这方面信息的父母会大有裨益，也是让医生从患者的角度更深切地体会即将为人父母或祈盼新生命的父母的需求，最大限度地满足不同患者的愿望。

1. 问：孕24周产前超声和核磁共振显示：胎儿右侧膈疝可能（肝右叶疝入右侧胸腔），右肺呈受压改变，心脏左移，胎儿双侧胸腔少量积液。请医生给我一些治疗上的建议，是否需要就诊？就诊前应做哪些准备？目前已经怀孕32周了，是第一胎，不想放弃这个孩子。

想咨询以下几个问题：①胎儿出生手术的成功率有多少？②目前这种情况严重吗？③也了解过膈疝多发于左侧而膈膨升多发于右侧，那么这种情况有没有可能不是膈疝而是膈膨升呢？④目前这种情况，孩子有没有可能顺产，还是说一定要剖宫产？

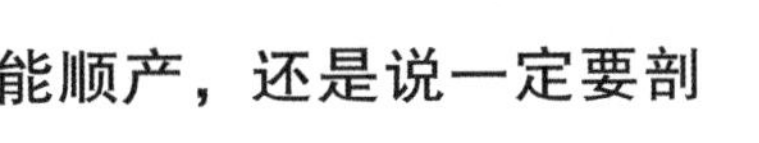

解答：右膈疝，肺发育还好。胎儿膈疝是一个系统工程，首先要确诊，其次要根据肺发育程度分轻度、中度和重度。若

是重度建议放弃或进行胎儿治疗，轻中度可以得到较大幅度的治愈，之后需要进行遗传学评估和孕期管理，并做好分娩过程的准备和生产的治疗，最后是手术治疗及呼吸机管理。可选择正常分娩，进入围产期的处理。右侧膈疝预后较左侧差，要充分预见到可能的不良结果，右侧膈膨升不能完全排除，但概率不大，可顺产。

2. 问：怀孕23周，胎儿左侧膈疝，疝入物为胃泡肠管以及部分肝脏。想知道存活率，这个肺头比数值是不是有问题？有必要做核磁共振吗？

解答：一般肺头比为1～2，还没有出现像你这种到5点多的，所以算法可能有问题。胎儿膈疝需要经过两次以上的超声检查确诊，然后根据测量肺头比计算肺发育程度，划分轻度、中度和重度。建议到上一级医院做核磁共振进一步明确诊断，再作决策。

3. 问：胎儿膈疝是什么原因造成的？孩子可以要不？

解答：胎儿膈疝是一种较复杂的发育异常，原因不明，多与环境因素有关。胎儿是否可以要需做一体化的诊断和治疗。首先要确诊，其次要根据肺发育程度分轻度、中度和重度。若是重度建议放弃或进行胎儿治疗，轻中度可以得到较大幅度的治愈，之后需要进行遗传学评估和孕期管理，并做好分娩过程的准备和生产的治疗，最后是手术治疗及呼吸机管理。过程中的任何环节都不能出现脱节，否则即使救活，也有可能出现并发症和后遗症。

4. 问：怀孕23周检查出囊腺瘤，26周到上一级医院检查出膈肌发育异常和囊腺瘤，产科大夫建议引产。

请医生给我一些治疗上的建议，目前病情是否需要手术？是否需要就诊？就诊前做哪些准备？膈疝和囊腺瘤共同存在，胎儿出生概率大吗？我之前加了你的QQ群，也了解了囊腺瘤的情况，要是单纯的囊腺瘤我感觉生是没有问题的，囊的病灶也不是很大，但是膈肌发育也不完全，到时候手术是动两个吗？

解答：这种情况应该是膈肌下隔离肺，与膈疝没有关系，孩子肯定可以生。胎儿期没有风险，生后要在膈肌下将肿瘤切除，通常是在微创下完成，预后良好。

5. 问：怀孕22周发现胎儿膈疝，胸腔内有胃泡回声，需不需要引产？

解答：一般不需要引产。胎儿膈疝是一个系统工程，根据肺发育程度分轻度、中度和重度。可根据你的实际情况进行咨询，确定继续妊娠之后需要进行遗传学评估和孕期管理，并做好分娩过程的准备和生产的治疗，最后是手术治疗及呼吸机管理。每一个环节都不能出现问题，需要有一个专业的团队对胎儿病情进行系统化管理。

6. 问：医生，我昨天在当地产检发现脐血流值很高，当地医生要求住院，其间进行B超检查。刚开始就是觉得宝宝腹围跟腿偏小，和头的发育相差近一个月，医生觉得不对劲，反复查看，发现宝宝有膈疝，当地医生建议引产，可我不想放

弃，求您帮我看看吧，救救我的宝宝，我都要崩溃了。若是重度还可以进行胎儿治疗吗？我还没有做评估，想等评估报告出来再请您帮我看下可以吗？

解答：胎儿膈疝是一个系统工程，根据你目前的B超结果，不能判断风险度，需要根据两次以上的检查结果确诊，才能根据肺发育程度区别轻度、中度和重度。若为重度则建议放弃或进行胎儿治疗，若为轻中度则可以选择继续妊娠，同时还需要进行遗传学评估和孕期管理，并做好面对风险的心理准备以及不良结果可能带来的再次伤害等。还要考虑分娩过程的准备和生后的治疗，包括手术治疗及呼吸机管理等。你需要到上一级医院进行评估和咨询，再选择要或不要这个孩子。

7. 问：胎儿膈疝，胸腔横断面可见胃泡回声，心脏被挤向右侧，肺头比为1.3，不知道这种情况严重不？

请医生给我一些治疗上的建议，目前病情是否需要就诊？就诊前应做哪些准备？是否需要手术？费用大概多少？

解答：胎儿膈疝是一个复杂的系统工程，要回答的问题较多。根据你测的肺头比，可判断属于中度，有70%的救治率。费用一般在5万元左右，条件允许可选择微创手术。通常需要住院约2周。

8. 问：2015年因输卵管堵塞做了试管婴儿，怀孕三个月做了唐筛，结果是临界风险1∶540。怀孕22周在花都人民医院做了三维，怀疑有膈疝可能，医生建议24周至省妇幼复查确诊。现在上传的是先后两次三维检查结果，请医生给我一些治

疗上的建议，是否需要就诊？就诊前应做哪些准备？

解答：胎儿膈疝是一个系统工程，首先要确诊，其次要根据肺发育程度分轻度、中度和重度。若是重度建议放弃或进行胎儿治疗，轻中度可以得到较大幅度的治愈。之后需要进行遗传学评估和孕期管理，并做好分娩过程的准备和生产的治疗，最后是手术治疗及呼吸机管理。可先通过复查确认，再根据结果评估肺发育程度。

9. 问：怀孕24周时做四维彩超，结果显示胸腔横切面胃泡与心脏在同一界面，左侧膈肌连续性中断，心脏被推挤向右侧。现在35周，朋友建议到中山大学第一附属医院咨询，昨天去咨询，把相关资料给医生看了，医生说要做胎儿脐带血化验以及彩超，具体也没给出什么答复，他们说做这样的手术大概需要费用20万~30万元，不能保证手术100%成功（这个能理解，谁都不能保证）。但现在连病情的轻重都不知道，即使是轻微的，面对这么高额的费用（家庭条件不是很好），对我们来说也是举步维艰的，家人都建议我放弃。孩子都36周了，真的于心不忍，不想放弃，上次在网上看了您接待了一个病情跟我类似的患者，治疗费用2万~3万元，孩子也恢复得比较好。您今天在医院吗？想让您判断孩子病情轻重及相关情况，不然真的没办法了。希望能得到您的帮助，救救孩子！

解答：可以过来找我评估，目前国内胎儿膈疝宫内评估只有我们在做。胎儿膈疝是一个系统工程，首先要确诊，其次要根据肺发育程度分轻度、中度和重度。若是重度建议放弃或进行胎儿治疗，轻中度可以得到较大幅度的治愈。之后需要进行遗传学评估和孕期管理，并做好分娩过程的准备和生产的治疗，最后是手术治疗及呼吸机管理。每个膈疝胎儿的情况都不一样，不能一概而论，须根据肺发育的程度来判断，同时要做好不良预后的心理准备。

10. 问：**本人输卵管双堵，在省妇幼做了试管婴儿，现怀孕 25 周，检查出胎儿膈疝。请医生给我一些治疗上的建议。**

解答：胎儿膈疝是一个较复杂和特殊的胎儿发育异常情况，先要确诊，再根据肺发育程度明确轻度、中度和重度。重度建议进行胎儿治疗或选择放弃，因为生后再进行治疗成活率很低，风险极高。如果是轻中度，则可以得到较大幅度的治愈。继续妊娠需要进行遗传学评估和孕期管理，并做好分娩过程的准备和生产的治疗，最后是手术治疗及呼吸机管理。你的情况需要先确诊，再根据肺发育程度评估风险。

11. 问：**怀孕 24 周发现胎儿膈疝或膈膨升，核磁共振结果为右肺发育严重不良。请医生给我一些治疗上的建议，根据目前核磁共振结果的情况请医生建议是继续妊娠还是终止妊娠？如继续妊娠治愈率多少？预后效果怎么样？会不会有继续严重的可能？**

解答：根据核磁共振结果可确诊为膈疝。胎儿膈疝首先要确诊，其次要根据肺发育程度分轻度、中度和重度。若是重度建议放弃或进行胎儿治疗，轻中度可以得到较大幅度的治愈，之后需要进行遗传学评估和孕期管理，并做好分娩过程的准备和生产的治疗，最后是手术治疗及呼吸机管理。由于你的资料没有提供肺头比，不能评估肺发育的严重程度，建议到上一级医院或我院复查评估。

12. 问：目前怀孕31周了，在怀孕20周时做了三维，怀疑有膈疝可能，肺头比1.8。我该怎么办？拜托医生帮帮我。请医生给我一些治疗上的建议，目前病情是否需要就诊？就诊前应做哪些准备？是否需要手术？

解答：首先要明确诊断，其次要根据肺发育程度分轻度、中度和重度。根据你孩子的肺头比，属于轻度，手术成功的概率还是比较高的。

13. 问：怀孕30周发现胎儿左侧膈疝可能，胸腔内有似肠管类回声，心脏右移，请问孩子出生后治愈希望大吗？依照您多年来的手术经验判断我宝宝病情的严重程度。

解答：胎儿膈疝首先要确诊，其次要根据肺发育程度分轻度、中度和重度。从你的介绍推测轻中度可能性大，一是24周后发现，二是只有肠管疝入。但因你那里的医院技术条件有限，诊断的误差可能会很大。所以需要到上一级医院就诊，明确诊断并提出进一步的解决方案。

14. 问：新生儿先天性膈疝，患有肺炎，呼吸衰竭，出生第一天就脸色发紫，呼吸急促，不进食。

解答：根据你的介绍，你的孩子应该属于轻度膈疝。只要能坚持稳定生命征48~72小时，然后进行手术，治愈率还是较高的。

15. 问：胎儿生长指标：双肺显示，心脏右移于左侧胸腔，可见胃泡声像图片，与心脏呈水平位，四腔切面可显示，左右房室比例基本对称，提示胎儿膈疝。请医生给我一些治疗上的建议，是否需要就诊？就诊前应做哪些准备？

解答：见到胃泡要高度怀疑胎儿膈疝。首先要确诊，其次要根据肺发育程度分轻度、中度和重度。根据你的描述，应该是属于轻度，因为只有胃泡上到胸腔。

16. 问：怀孕 23 周查出胎儿膈疝，检查单上有 LHR 和 CVR 两个报告值，LHR 为 1.76，室缺（膜部）3mm。现在怀孕 28 周。请您帮我们看看检查结果，宝宝的病情严重不？我们可以要这个宝宝吗？

解答：膈疝要用 LHR（即肺头比）测量，LHR 为 1.76，属于轻度，有近 100% 的治愈率。膈疝宝宝的判断依据是 LHR，不是 CVR。室缺问题不大。

17. 问：医生，您好。我是 2015 年 10 月通过试管怀上了宝宝，怀孕 17 周检查发现宝宝膈疝可能，当时决定再观察看看。怀孕 20 周去做 B 超检查，发现胎儿心脏右移，胃泡在胸腔左侧，胃泡大小有 2cm，医生建议我早点做决定。我有子宫腺肌症、内异四期等问题，怀个宝宝不容易，麻烦医生帮忙看一下这个宝宝生下来存活可能性大吗？可否再观察看看？肺泡基本上几周可以发育定型？麻烦医生抽空给予帮助，谢谢！

解答：胎儿膈疝要根据肺发育程度分轻度、中度和重度。若是重度建议放弃或进行胎儿治疗，轻中度可以得到较大幅度的治愈。胎儿膈疝的治愈关键是生后的手术治疗及呼吸机管理。胎儿的肺泡28周才开始发育，一般来说，越早发现胎儿膈疝，预后相对越差。

18. 问：教授你好，我是广西南宁的，我儿子是膈疝二次复发，年前去广州找你做的手术，这单子上是我儿子的复查结果，请你帮忙看下单子，是否有问题？

解答：很好，没有问题。检查结果为膈肌平滑，胸腔未见有疝内容，可以放心。

19. 问：3周前产检时发现异常，北京妇产医院确诊胎儿右侧膈疝，部分肝脏位于胸腔，肝脏进入胸腔的范围是5.7cm×4.8cm×3.5cm。心脏受压，向左偏移。这样严重吗？现在怀孕34周，请医生给我一些治疗上的建议，是否需要就诊？就诊前应做哪些准备？后期治疗效果怎么样？

解答：右侧膈疝要比左侧膈疝严重，同时还要算LHR和O/E LHR，判断风险。胎儿膈疝是一个系统工程，首先要确诊，你的孩子已经确诊为右侧。其次要根据肺发育程度分轻度、中度和重度。胎儿目前的风险程度并不清楚，需要进行LHR的测定。若是重度建议放弃或进行胎儿治疗，轻中度可以得到较大幅度的治愈。继续妊娠需要进行遗传学评估和孕期管理，并做好分娩过程的准备和生产的治疗，最后是手术治疗及呼吸机管理。

20. 问：三维B超看出胎儿有先天性左侧膈疝，目前没接

受任何治疗。请医生给我一些治疗上的建议，是否需要就诊？就诊前应做哪些准备？目前病情是否需要手术？做这样的手术大概需要多少费用？

解答：胎儿膈疝是一个较复杂的疾病，首先要确诊，根据描述可以确定胎儿左侧膈疝。其次要根据肺发育程度分轻度、中度和重度。因目前尚未有肺头比，无法判断其风险。若是重度建议放弃或进行胎儿治疗，轻中度一般可以得到较大幅度的治愈。之后需要进行遗传学评估和孕期管理，并做好分娩过程的准备和生产的治疗，关键是最后的手术治疗及呼吸机管理。你的资料里没有具体的评估指标，无法确定肺发育程度。手术费用因人而异，一般在5万元左右。

21. 问：之前一直产检正常，25周三维B超显示有先天膈疝，胃泡和部分肠管上移至胸腔，心脏右移。请问医生这样的宝宝还能留下吗？如何评估肺的发育程度？两次B超都没有说明左肺的发育程度，甚至根本看不见左肺。恳求医生给一些治疗方案及建议。现在医院建议我先验脐带血检查染色体，这个有必要吗？我心灰意冷，都做好引产的心理准备了，但是宝宝在肚子里活蹦乱跳的又很舍不得，我该怎么办？另外，医生我想问手术的成功率有多少？之后宝宝会不会身体很差容易得肺炎什么的？

解答：胎儿膈疝先要确诊，再根据肺发育程度分轻度、中度和重度。若是重度建议放弃或进行胎儿治疗，轻中度一般最少有70%以上的救治成功率。确定继续妊娠后需要进行遗传学评估和孕期管理，并做好包括手术治疗及呼吸机管理等。肺发育的评估指标有 LHR 和 O/E LHR，如果在当地无法作评估可过来我院。胎儿膈疝有一定的合并染色体异常的发生率（10%），与预后、复发风险和具体的染色体异常相关。

22. 问：宝宝 1 月 26 号出生，因先天性膈疝于 1 月 29 号下午进行手术，发现胸腔膈肌裂了一道口子。宝宝手术后恢复情况还可以，但是手术后到现在都没排便，在出生后的 3 天里有排便 5 次，拍过片没有发现肠梗阻，宝宝这是什么情况？严重吗？有没有什么影响？

解答：如仍未排便，可进行消化道造影检查。术后的恢复因人而异，你现在需要耐心等待，有一部分婴儿手术恢复时间会较长。

23. 问：胎儿膈疝，怀孕 24 周，肺头比 4.8，第一胎小孩无异常，这是第二胎。合肥这边的医生说属于轻度的，让我做羊水穿刺基因筛查，有没有必要？产前是否可以治好？有哪些后遗症？需要多少钱？

解答：肺头比可能与我这的标准不一样，我这没有大于 3 的数字。胎儿膈疝首先要确诊，其次要根据肺发育程度分轻度、中度和重度。若唐筛结果属于低风险，不建议做羊水穿刺。胎儿膈疝不可能自愈，需要严格按标准一体化管理操作，否则要选择放弃。费用一般在 5 万元左右。

24. 问：怀孕 32 周 B 超发现胎儿左侧膈疝，胸腔内探及肠管，心脏被挤压到胸腔右侧。我现在怀孕 33 周，这孩子出

生后做手术成功率高吗？对今后的生活有影响吗？

解答：胎儿膈疝是一个较复杂的疾病，先要确诊，再根据肺发育程度分轻度、中度和重度。根据你提供的资料，应该是属于轻中度，一是32周才发现，二是只有肠管疝入胸腔。但仍需要测量肺头比，了解肺发育的程度和风险。

25. 问：怀孕31周B超检查出左侧膈疝可能，今天复查结果相同，胎儿左侧胸腔见胃泡及肠管回声，心脏右移，肺头比1.15。

解答：肺头比为1.15，属于中度，有70%左右的救治率，但同时也要有承担不良预后的心理预期和准备，这个需要进行系统的评估和专业管理。

26. 问：胎儿左侧膈疝声像（胃泡疝入胸腔正中偏右），右移心。请医生给我一些治疗上的建议，是否需要就诊？就诊前应做哪些准备？目前病情是否需要手术？

解答：胎儿膈疝需要进行系统的评估和专业管理，建议到上一级医院或我院进行肺发育的评估。每一个膈疝胎儿的具体情况不同，处理的结果和意见也不同，需要分别对待。

27. 问：2015年12月初怀孕24周时做四维彩超发现胎儿左侧膈疝，左肺受压，心脏右移，胃泡及部分肠管疝入左侧胸腔，并发现胸腔有少部分积液，并伴有羊水量多的情况。做了羊水穿刺基因筛查，检查结果无异常。现在怀孕快28周准备复查彩超。我想保住这一胎，听说孕晚期可以打地塞米松促进

胎儿肺泡发育，请问打这种针对孕妇本人身体有什么要求吗？

解答：是的，可以打，于32周前肌注，对孕妇没有影响。胎儿膈疝要根据肺发育程度分轻度、中度和重度。你首先要去医院评估膈疝的风险程度，同时要有不良预后的心理准备。

28\. **问：四维彩超提示胎儿左侧膈疝，心脏左移。请问：①是否需要进行风险评估？②是否需要治疗与手术？**

解答：首先要做基本检查，排除相关遗传学疾病，再评估肺发育情况，根据肺发育程度分轻度、中度和重度。出生后的治疗是关键，需要接受一体化管理和治疗。

29\. **问：怀孕24周诊断为胎儿膈疝，胎儿肺头比小于1.6，我想知道是必须引产，还是有救治希望？如有把握，我们可以去贵院生产和治疗。**

解答：可能计算方法不对，一般要大于1.4就是最好的预后，这个需要进行系统的评估和专业管理。肺头比大于1.4属于轻度，可以出生后治疗，可获近100%的治愈率。可到我院生产，请提前预约，做好安排和准备，如有需要可与我助理联系。

30\. **问：医生您好！我现在怀孕35周，怀孕33周的时候检查出胎儿膈疝。胎儿心脏明显右移，胸腔内可见混合性回声团块，团块内容物包括胃泡、部分肠管及部分肝脏，左肺明显不清，右肺受压缩小，范围约1.9cm×1.3cm，胎儿肝脏、胃、肠可见，胆囊显示不清。我想问这种情况下胎儿还能要吗？如**

果出生后做手术的话成功率是多少？会不会留下后遗症？手术费用大概是多少？

解答：这个需要进行系统的评估和专业管理，一般来说，越晚发现膈疝，预后越好，救治率也越高。但胎儿同时又有肝脏疝入及胆囊显示不清，所以有条件的话尽量来门诊当面评估会清楚一些。

31. 问：**8 月 5 号进行左侧膈疝缝合手术，住院 25 天，出院后左肺扩张 80% 左右，10 月 11 号晚上宝宝吵闹不止，喂奶半小时后呕吐，送医院拍片，结果为左侧膈膨升，14 号实施膈膨升折叠术，12 天后拍片显示上升两肋，请问：①膈肌继续上移的可能性大不大，以后能下来吗？②心脏右移，长期这样下去对心脏是否有影响？③孩子现在的呼吸频率为一分钟 60 多次，要紧不？**

解答：若能呼吸平稳，正常进食就可先观察，若症状明显，则需要考虑再次手术。膈肌继续上移的可能性不大，但是肺部受压有一定的影响，心脏右移也肯定会有影响，所以要根据需要进行处理。

32. 问：**怀孕 34 周，胎儿膈疝，LHR1.6，肺部发育不良，心脏右移，并且肾轻度分离，脐带绕颈。**

解答：根据你的结果，LHR 大于 1.4，判断属于轻度，但你现在已经过了 28 周，所测结果不准确，抓紧时间促胎肺成熟，选择最好的医疗中心治疗。肾轻度分离，问题不大，动态监测即可。

33. 问：检查结果显示胎儿左侧胸腔内囊样团块及似肠管样回声，考虑膈疝、羊水量过多。这种状况需要去做哪些检查进行评估？

解答：首先要做基本检查，排除相关遗传学疾病，再评估肺发育情况，可再加做核磁共振确诊。目前只有我院可做专业评估。

34. 问：怀孕7个月，发现宝宝先天性左侧膈疝，右侧肺面积4.41cm，头围26.9cm，羊水200mm，像这样的情况严重吗？肺头比是多少呢？非常担心，不知道有没有生下来的必要。如果生下来会有哪几种可能，会不会脑瘫？

解答：要做系统专业评估，判断是轻度、中度或重度。若不是重度，就可以出生后治疗达到治愈效果。根据你提供的数据，肺头比为1.6，大于1.4，属于轻度，但一定要注意，前提是怀孕28周内。如果出生后缺氧在5分钟以上，是有脑瘫的可能。

35. 问：孕期胎儿膈疝，医生说2周后再做四维复查，您觉得有必要吗？以前做过染色体检查，结果正常，现在怎么又发生这样的情况？

解答：现在的超声技术水平较高，一般都可确诊，如果不确定可做核磁共振协助确诊。胎儿膈疝不一定与染色体有关，现阶段主要是评估肺发育的程度。

36. 问：胎儿膈疝，影响心脏和肺发育不好。已经怀孕28

周，孩子还能要吗？这个有多严重？

解答：单凭你这样的描述是无法评估的，需要做专业的评估，看肺发育的程度，根据肺发育的程度分轻度、中度和重度，并计算 LHR 和 O/E LHR。若是重度建议放弃或进行胎儿治疗，轻中度可以得到较大幅度的治愈。

37. 问：**头胎，怀孕 30 周检查出胎儿先天性膈疝，可治愈吗？**

解答：单凭你这样的描述是无法评估的，需要做专业的评估，计算 LHR 和 O/E LHR，根据肺发育的程度分轻度、中度和重度。若是重度建议放弃或进行胎儿治疗，轻中度可以得到较大幅度的治愈。

38. 问：**怀孕 21 周检查出来胎儿左侧膈疝，胃泡及部分肠管在胸腔里，心脏受挤压右移。我这个彩超没有显示肺头比吗？这孩子能不能要？手术大概需要多少钱？有多大把握？**

解答：需要做专业评估，了解肺发育程度，分出轻度、中度和重度。肺头比是可以计算的，但要有专业的检查。如果出生后再检查的话，就很被动了。

39. 问：**刚在山东省立医院确诊胎儿膈疝，胃泡位于胸腔内，与心脏位于同一水平，胃泡位于心脏右侧，心脏及纵隔移位，右侧胸腔内可见肠管回声，左肺显示不清，右肺体积小。我们做了 B 超和核磁共振，显示肺头比是 1.36。B 超提示为左侧膈疝，核磁共振提示为以食道裂孔为中心的膈疝以及胆囊**

未显示。俞教授，我们怎么办啊？怀孕27周了，舍不得孩子。想知道有没有希望保住宝宝，可以通过手术治疗吗？

解答：肺头比1.36，属于轻中度，有70%以上的治愈率，但需要专业的管理，最好来我院生产，因为任何一个小细节出错都有可能导致治疗失败。若是食道裂孔疝，就肯定可以要这个孩子，因为对肺发育影响小，出生后治愈率达100%。

40. 问：怀孕36周+4天，发现胎儿严重膈疝，想通过手术治疗保住胎儿。请问有什么后遗症吗？这个手术成功率高吗？并发症有哪些呢？是否可以顺产？

解答：从你的描述看不出有多严重，需要测肺头比，小于1.0才是严重的。手术方面，如果产生严重的自然并发症的话，风险就大。至于成功率，我院至少可达70%。可以选择顺产。

41. 问：怀孕30周，三维彩超查出胎儿左侧先天性膈疝，请问如何评估是否属于重度？

解答：通过计算肺头比，判断肺发育程度来评估是否属于重度。LHR小于1.0即为重度，建议放弃。

42. 问：我患有多囊卵巢综合征，未曾怀孕过。今年4月在江苏无锡做试管成功，怀孕双胎，之前检查一直没有太大问题！有一个胎儿NT3.1，没有做羊水穿刺，做的无创，检查是低风险！怀孕26周检查出此胎儿有膈疝，另一个正常。无锡妇幼没有办法继续检查和治疗，后续生产也无法提供相应的手

术！请问我这种情况需要怎么检查和评估？胎儿是否有很大的风险？能不能要？是不是要做膈疝手术？是生产的时候做，还是出生后再做？请主任帮我指明道路。

解答：你的是双胎，其中一个胎儿正常，所以肯定是可以要的，只是有问题的胎儿需要做肺发育的评估，根据评估判断轻度、中度和重度，间接判断胎儿出生后的预后。手术可等出生后再做，目前只有我院在做胎儿—新生儿的一体化管理，建议来我院生产，也可请我过去会诊。

43. 问：同卵双胎，怀孕22周进行大排畸，检查出一个胎儿有左侧膈疝，单绒双羊。请问：要不要做羊水穿刺或者引产？如果不需要引产，那出生后怎么办？如果风险很大，是不是就没必要手术了？风险指存活率还是手术后的并发症？因为是单绒双羊，那么一个有问题会不会另一个也不太好？

解答：为什么要引产？另一个胎儿没有问题啊。一般也不用做羊水穿刺，膈疝是可以救治的，但最好先评估风险有多大，风险主要是指存活率。

44. 问：医生您好，我怀孕30周去医院做B超检查，发现胎儿有膈疝（肠管疝），请问胎儿的情况严重吗？

解答：没有具体的描述，无法判断是否严重。膈疝需要做专业的评估，看肺发育的程度，计算LHR和O/E LHR，根据肺发育程度分轻度、中度和重度。若是重度建议放弃或进行胎儿治疗，轻中度可以得到较大幅度的治愈。

45. 问：怀孕30周B超检查显示，胎心向右前移位，心尖四心腔切面可见右心稍偏大。左侧胸腔内可见肠管样回声，未探及明显胃泡声像。请问这个宝宝可不可以考虑留下？手术有哪些风险？

解答：膈疝的判断因素较多，胎儿膈疝需要判断属于轻度、中度还是重度，对于重度原则上建议放弃，轻中度可以分娩后手术治疗，约有70%的治愈率。可先来我院进行专业评估后，再作决定。

46. 问：四维彩超的检查提示胎儿膈疝，胎儿心脏部分切面显示不清，右移心，永存左上腔静脉，右心室多发强回声，胎儿透明隔腔未探及，小脑偏小，羊水过少。请问这个情况严重吗？

解答：建议先做遗传学检查，对于多发畸形首先需要排除遗传学异常。

47. 问：四维彩超查出胎儿肺囊腺瘤、膈疝，肝脏进入胸腔，肾回声增强，胸腔积液。这种情况孩子还能要吗？这些病跟遗传有关吗？如果想要下一胎的话，我和我爱人需要做什么检查吗？

解答：首先要做基本检查，排除相关遗传学疾病，再评估肺发育情况，可再加做核磁共振确诊，以及后期的一体化管理和治疗。一般胎儿结构异常性疾病与遗传是没有直接关系的，不影响下一胎。

48. 问：怀孕 31 周，彩超检查发现胎儿膈疝。检查结果提示胎儿胸型外形正常，未见明显液性暗区。心向右侧胸腔移位，位于右侧胸腔内，心轴异常。左侧胸腔内可见不规则混合型回声，大小约 33mm×28mm，其内部分似肠管样回声，但未见明显蠕动，左肺受压向右移位。动态观察上述混合型回声大小、位置未见明显变化。请问：这属于轻度还是重度膈疝？有没有什么治愈方法？治愈率多大？

解答：膈疝的产前评估需要测肺发育程度，根据程度分轻度、中度、重度。轻中度都可以正常生产，生后至少有 70%的救治率；重度一般建议放弃。你的资料描述无法计算肺头比，建议到我院进行专业的评估。

49. 问：2015 年 7 月 20 日外院超声检查提示左侧膈疝可能。7 月 28 日在你们医院的超声检查结果：左侧胸腔内之正常左肺组织信号影消失，左肺组织已未见明确显示，左侧胸腔被疝入胃泡影、小肠及结肠影所占据，疝口偏于左膈面后部；肝左叶及左肾位置未见明显上移；心脏影明显右移，肺组织轻度压缩，右膈面位置正常。提示胎儿左侧膈疝。7 月 30 日核磁共振结果：胎儿左侧膈疝（疝入组织为肠管结构），心脏右移及右肺受压。诊断为胎儿膈疝。现怀孕 33 周，请问大夫，胎儿还能救活吗？成功率有多高？

解答：是在我院检查的吗？应该有 LHR 或 O/E LHR 的测量，如果没有，建议做三级超声进一步进行评估和分析。因为 LHR 或 O/E LHR 可以反映肺发育程度，根据肺发育程度才能判断严重程度，如果是重度则建议放弃。

50. 问：怀孕30周，胎儿部分肝脏、肾脏、肠管疝入胸腔（右侧膈疝）。请问：手术成功率多高？适合宫外还是宫内治疗？

解答：需要测肺发育程度，根据肺发育程度分轻度、中度和重度，轻度的可100%治愈，中度的有70%的机会，而重度的则只有1% ~3%的治愈率。都是宫外治疗，若肺头比小于1.0则有可能需要做胎儿手术。

51. 问：怀孕25周，四维彩超检查发现胎儿右侧膈疝，肝胆、肠管、双肺均受压变小。请问发现得越早是不是预后越差？会对宝宝以后的免疫力、抵抗力等各方面有影响吗？肺头比越大越好吗？

解答：是的，发现得越早，预后越差。需要做专业评估，治疗是关键。对孩子以后的生活没有影响。

52. 问：怀孕24周，做三维彩超发现胎儿右侧膈疝或者膈膨升，希望医生帮帮我，怀孕24周发生这样的病，宝宝能留下吗？

解答：如果是膈疝，右侧比左侧的预后差，需要算肺头比，看看肺的发育情况。但如果是膈膨升，胎儿肯定可以留下。

53. 问：怀孕24周查出胎儿膈疝，胃泡及部分肠管位于左侧胸腔，心脏偏右。三天后复查心超，医生给出肺头比0.3（头围22.5cm，肺大小未给出），是否没有希望？孕后期再监

测肺头比是否更准确？三维彩超检查双肺未见囊性病变，说明双肺都可以看到，后做心脏 B 超也未提到肺已被挤压，但医生也未给出肺的具体大小。头围 22.5cm，如果按 0.3 计算，肺长宽不足 10cm。不知是否计算有误。从心脏 B 超图能看出计算是否准确吗？谢谢。

解答：肺头比是右肺面积和头围的比值，通常肺头比没有这么小的，可能标准不一样。肺头比小于 1.0 就是重度膈疝了，你是在怀孕 24 周检查发现的，理论上有少部分肺已经发育了，所以还要经过专业评估，在怀孕 28 周前测算肺头比更准确。

54. **问：怀孕 16 周，B 超检查发现胎儿胸腔有暗区数值和异常回声，但胎儿还小，结构看不清，猜测有膈疝可能。20 分钟后又做了一次 B 超检查，发现暗区数值变小了。请问：这种情况很严重吗？别人说早期就出现膈疝情况不好，还有我现在要做羊水穿刺吗？我想要这个宝宝，寻求您的帮助！**

解答：是的，如果是膈疝，越早发现预后越差。不过你还未确诊，等复查后再定，要做染色体排畸。

55. **问：胎儿腹腔未见胃泡回声，在左侧胸腔内可见一大小约 29mm×12mm 的类似胃泡回声，该回声将心脏推挤至左侧胸壁。使心脏、胃泡在同一切面显示，胎儿胸腔无回声，考虑膈疝。暂时只有胃泡疝入，后期肠管、肝脏会疝入吗？情况是好是坏？后期压迫面积会扩大吗？**

解答：诊断没有问题，治疗有几种可能，大部分可治愈，小部分没得治或要做胎儿治疗。后期都有可能疝入，疝入的严重程度需要测 LHR 来判断。

56. 问：怀孕 37 周彩超发现膈肌发育不良并考虑膈疝，转省立医院核磁共振确诊胎儿膈疝，建议儿外科诊断。报告单上写胎儿一侧膈肌未见清晰显示，胸腔内迂曲肠管显示，双侧肺部明显受压变薄变细。目前还没有去儿外科进行诊断。我知道您是这方面的专家，我相信您！想找您治疗，但实在是太远了，我怕还没有联系好手术孩子就出生了，失去一线希望。您希望我们能够做哪些检查来提供给您评估孩子的预后情况？

解答：你好，你目前的检查结果实在是太模糊了，我从你提供的资料中，只是基本确定有膈疝，但不知在左还是在右，既然做了核磁共振，最起码应该分清左右，不同位置的结局是有差异的。理论上膈疝越晚发现预后越好，但医院没有评价肺发育情况，也是不应该的，所以你目前所在的医院是不能提供准确的医疗技术的，治疗会有相当大的风险，建议来我院生，会得到更多的技术支持。若不能来，就只有碰运气了，约有 1/4 是重度的，生后无论如何努力都是没用的；3/4 为轻、中度，轻度可 100% 治愈，中度有 70% 的治愈率，医疗因素影响占 10%。

57. 问：一胎，怀孕 23 周时四维彩超诊断出胎儿膈疝并有持续性右脐静脉，现 24 周 +，核磁共振已确诊为胎儿先天性左侧膈疝，胃、肠、少量左肝疝入。请医生给我一些治疗上的建议，帮我评估下这种情况严重吗？术后风险多大？我还需

要做哪些检查让您可以更好地做评估？我需要去做羊水穿刺检查小孩染色体吗？我会尽早过去面诊。

解答：膈疝的产前评估需要测肺发育程度，根据程度分轻度、中度、重度。轻中度都可以正常出生，生后至少有70%的治愈率；重度则一般建议放弃。你的资料描述无法计算肺头比，能过来就诊当然是最好的，可做专业全面的评估。羊水穿刺通常需要2～3周才有结果，可尽快做，不过膈疝与染色体一般没有直接关系。

58. 问：怀孕22周，胎儿左侧膈疝，推挤纵隔及心脏右移。先在北京航空总医院做B超筛查胎儿畸形时查到，后转诊到北京妇产医院。请问：这孩子能留吗？如果生下来，医治费用大约多少？

解答：可加做核磁共振检查，你提供的资料太简单，没有肺发育的评估指标。首先应对肺发育做详细评估，确定属于轻度、中度还是重度。轻中度都可以正常出生，生后至少有70%的治愈率；重度则一般建议放弃。手术费用视膈疝的严重程度，通常在5万元左右。

59. 问：我目前怀孕25周，排畸检查出胎儿膈疝，胃泡位于胸腔左侧，心脏右移。胎儿脐静脉断面以下大血管走行异常，下腔静脉位于腹主动脉前方，脊柱偏左侧。胎儿脐静脉、水平腹主动脉与下腔静脉呈前后位，胎儿脐静脉水平以上下腔静脉位于腹主动脉右侧。心脏结构与大血管连接关系正常。请问还需要做哪些检查？

解答：首先要做基本检查，排除相关遗传学疾病，再评估肺发育情况，以及接受后期的一体化管理和治疗。先测一下心胸比和肺头比，如果肺头比大于1.4就相对安全，出生后手术治疗；如果小于1.0则建议放弃。

60. 问：教授你好，我是江西的孕妇，现有7个半月的胎龄，B超检查提示先天性膈疝。请问：宝宝出生后需怎样处理？能否做手术，选择什么时机做，大概费用是多少？手术后有何后遗症，会影响生长发育吗？会遗传至下一代吗？

解答：你已经是孕晚期，说明膈疝对胎肺的发育影响不大，出生后再手术相对风险不大。没有描述膈疝位于哪边，肝脏位置在何处。如果肝脏在正常位置，预后应该是好的。我也是江西的，江西省儿童医院新生儿外科完全有条件治疗，可找新生儿外科的黄金狮主任。但你必须有一个产前准备和新生儿出生后的及时转运，交接中的风险随时可能导致前功尽弃，这也是目前最大的障碍，我院可以进行产时胎儿处理或新生儿处理。治疗顺利的话，费用约在5万元左右，膈疝与遗传关系不大。

61. 问：怀孕33周，胎儿左侧胸腔内可见肠管回声，范围约54mm×33mm，心脏受压右移。右肺肺头比为1.46，羊水过多。现38周+，产科医生建议我21号左右就动手术，但是我很担心，离上次B超检查已经5周了，胎儿的变化会不会很大？按我33周的B超单来看胎儿的情况乐不乐观？想做个三维B超看一下结果，再住院，是否合适？

解答：肺头比1.46，属于轻度膈疝，但当时你已孕33周，所以有可能存在误差，一般肺发育的评估在32周前。可尽快做超声检查，确定肺头比的变化情况，做好胎儿出生前的评估和术前的促胎肺成熟，生后有需要可和我联系。

62. 问：胎儿左侧胸腔内可见肠管、胃泡回声，范围约39mm×22mm，心脏受压右移。右肺肺头比1.99。提示：胎儿左侧膈疝，膈膨升未排。请问现在这个报告结果是不是已经确定是膈疝了？如果可以手术，手术费用高吗？手术后会有后遗症吗？我希望能生个健康的宝宝，害怕自己担负不起宝宝以后的问题。做引产的话，医生说对我身体影响很大，我害怕影响再次怀孕，所以很为难。之前不知道怀孕，所以体检时做过胸透，不知道是不是这个造成了胎儿膈疝。

解答：你好，一般要求两次以上的超声检查确诊。手术治愈率可达70%以上，手术后少有后遗症。风险和机会并存，机会大于风险。胎儿的肺头比大于1.4，说明胎儿出生时呼吸不会受到太大的影响，是在一个相对较安全的范围内。可待胎儿出生后再做手术，但产前需要做促胎肺成熟。整个手术费用约在5万元左右，成功了就没有太多的手尾，可在生之前提前做好准备。

63. 问：宝宝出生两个多月，42天常规体检时查出右侧膈疝，想问一下手术的风险高吗？另外请帮忙看一下宝宝的CT片及报告，我想问一下宝宝这个膈疝的程度严重吗？报告的意思是右肺只是偏小但发育还是完善的意思吗？在你们医院是否

可以通过腹腔镜等微创手术治疗，厦门的医生说如果宝宝呼吸、心跳等正常的话，可以等宝宝三个月左右再做手术，现在麻醉风险相对比较大，我想问一下您的意见。

解答：从出生后到现在检查没有太大问题，应该就不会有什么关系。膈疝仍需要尽早手术，目前微创已开展，可选择微创治疗。右侧肝脏上去了需要经胸腔手术治疗较为合适。目前能处理的医院不多，有这方面有经验的医生也不多。由于过去新生儿手术麻醉的风险很高，所以一般都要等到半岁左右才能手术，这是传统的说法。但现在医学进步了，这方面没有障碍了，连宫内胎儿手术都能做了，年龄在今天已经不是障碍了，关键取决于疾病本身是否难治。

64. **问：本人怀孕 23 周，四维彩超显示右侧膈肌连续性可见中断，断口宽约 2.6cm，右侧胸腔见类似肝脏组织回声，范围约 3.2cm×2.5cm×3.5cm，其内可见类似胆囊回声，并可见血管与右上腹腔内肝脏相通，右侧胸腔下段见一类三角形稍强回声区，范围约 3.1cm×1.2cm×2.7cm，其内可见多个小液暗区，CDFI 稍强回声区内未见明显血流信号，心脏明显受压向左侧移位。四维彩超的结果是否真的可以确定胎儿患有膈疝？胎儿能否要，是否可以做宫内手术？成功率有多高？如果不做宫内手术，继续怀孕，会对胎儿造成什么影响？**

解答：一般需要两次以上的超声检查确诊，可加做核磁共振进行明确诊断，在怀孕 23 周发现胎儿膈疝算早的，越早发现预后越差，且肝脏疝上去属严重型，也预示效果差，主要是影响胎肺的发育，生后继发引起肺动脉高压、肺出血等，治疗上有一定的风险和难度。至于宫内手术是一个国际性难题，可以尝试，但成功的机会目前不大，如有需要可到门诊来找我。

65. 问：怀孕22周+5天的时候大排畸发现肺囊腺瘤，在左肺，高回声区大概42mm×37mm×21mm；内见多个无回声区，最大的有9mm×9mm；心脏右移，心尖向左，右肺回声均匀，26mm×23mm×14mm。过了一周去另一家医院复查，结果发现左肺回声变大，51mm×45mm×31mm，内有血流，占据半侧胸腔。心脏在右胸腔，倒是没有什么压迫的问题，功能正常。然而医生说看不到右肺，又说右侧有膈疝，1.5cm，肠管进入胸腔。问：右肺有可能因为被限制发育而消失了吗？这样的情况，孩子还有希望保住吗？肺囊腺瘤竟然可以和膈疝同时出现，这样的概率大吗？

解答：肺囊腺瘤和膈疝同时并存的概率很小，但也有发生。按你描述的情况应该是左侧膈疝，之前可能有误诊，你最好能来我院明确诊断，重点评估肺发育程度。

66. 问：右肺大小48mm×20mm，肺头比2.345，怀孕28周核磁共振检查结果为左侧膈肌向上移位，左肺部分信号显示不清，右肺信号未见异常。放射学诊断：左侧膈疝可能，左肺发育差。您帮我看看我的小孩能不能生下来？随着孕龄的增长膈疝会越来越严重吗？另外，我羊水较多，出生后做手术的效果如何？有没有后遗症？手术成功率是多少？费用多少？这样子的情况算是重度还是轻度的？

解答：你好，基本可确定诊断为胎儿膈疝，最好能做一个核磁共振以便获得更多胎儿信息。目前肝脏在正常位置是一个较好的情况，你需要测量胎儿的肺头比，即正常右侧肺的面积和头围的比值，若大于1.4就说明肺的发育是好的，可以放心生。若有条件需要在生前做促胎肺成熟治疗，并在出生时做好呼吸功能的保护和应急准备。胎儿出生后的成活率可达100%。随着胎儿的发育，胸腔容量会逐渐受到其他器官的发育的影响而出现变化，只要肺头比大于1.4就安全，羊水多是很常见的现象，需要产前重点监测，不能早产或必要时放羊水以保证胎儿在妈妈肚中的时间够长，足月或尽可能到33周后出生。

若肺头比小于1.4则要面对高风险，可做相应的胎肺发育的产前干预治疗。我们这里膈疝总的治愈率在70%以上，若不出现其他并发症，就不会有什么后遗症，主要是肺发育不良导致肺动脉高压、肺出血等症状。治疗费用一般在5万元左右，多的可达十几万元。总之治疗机会大于风险，但也需要做好心理准备。

67. 问：怀孕25周，检查出胎儿膈疝，有办法治疗吗？看了您的文章，了解到膈疝的评估指标要看LHR，那LHR是不是要验血才能知道？在哪里可以做这项检查呢？

解答：你好，评价胎儿膈疝的风险主要取决于几个指标，我在文章中已经有说明。你的宝宝的膈疝检查指标没有LHR，不能反映风险。LHR就是肺头比，需要在超声下测量右肺的面积与头围的比值，得出的数据若小于1.4，则出生时可能面临风险，而大于1.4则可正常出生，这对于如何把握出生时和出生后的治疗风险相当重要。其实医院都可以做，但目前除我院外，还没有在全国普遍开展起来。

68. 问：现在胎儿23周+5天，左侧先天性膈疝，左肺明显比右肺小，心脏大部分在右侧，胸腔有肠道回声。胎儿这么大的时候发现膈疝，治疗成功率高吗？做风险评估对胎儿母亲的影响有多大？具体的治疗过程是怎么样的？谢谢。

解答：你好，我院因为将胎儿期诊断和治疗结合，总的治愈率可达90%以上。成功率的高低取决于胎儿期的风险评估，做风险评估对母亲没有任何影响，具体的过程说起来有点复杂，目前主要是判断肺发育程度，而肺发育的评估还有很多需要完善的，每个人的评估情况都会有很大的差异。

69. 问：怀孕24周时B超检查出宝宝先天性膈疝，目前怀孕29周。还没有做进一步的核磁共振检查，我看过一些您在治疗先天性膈疝方面的解答，很怕随着孕周的增加，宝宝肺部会进一步受到挤压，难以达到肺头比1.4的要求。想到您所在的医院生产。您认为我的这个情况手术治愈率有多少？您建议顺产还是剖宫产？因为我住在湖北的一个小城市，去一趟广州不容易，我能不能等到36周左右直接去您医院接受检查并生产？

解答：你好，看了你的结果，LHR1.9，应该是相对安全的，若能来我院生产当然更安全放心，因为产时和围产期的处理相当重要，任何一个环节出错都有可能功亏一篑。膈疝的肺发育评估在28周前较为准确，如果当地的计算没有误差的话，可以在36周时来我院待产，但需要注意的是，膈疝病情变化快，最严重的并发症就是肺动脉高压，要有不良预后的心理准备。

70. 问：胎儿32周时发现右侧膈疝，非常担心胎儿的健康状况，也不知道有什么后遗症？胎儿能否保留？

解答：你好，右侧膈疝较左侧预后差，但若肝脏没有上去要好很多，需要评估肺发育程度，才能制订处理方案。

71. 问：怀孕29周，B超时诊断出胎儿左侧膈疝，左肺发育不良（胃泡、肠管疝入胸腔），很担心。在网上看到您的资料后，看到了一线希望，请问医生什么时候会在门诊呢？是否需要预约？应该怎样治疗？

解答：胎儿膈疝需要专业评估，你的情况只是诊断考虑，但没有具体的数据分析，无法判断情况的严重程度，最好到上一级医院或我院进行三级超声明确诊断和进行专业评估。我周一全天、周三上午在门诊，能预约的尽量预约，不能预约的到时再过来加号。

72. 问：昨天刚做了排畸彩超，结果显示左侧胸腔内见胃泡及部分肠管回声，心脏被推向右侧胸腔。询问我这边的儿外科医生，医生说是胎儿膈疝，肺功能存在一定的问题，建议不要这个孩子。如果要这个孩子，分娩时可马上动手术，可是胎儿的存活率只在50%以上。我要求做胎儿肺功能检查，可他说没办法做。

解答：我院胎儿膈疝总的治愈率可达90%，你的情况需要评估后才可精确到属于哪一种，是轻度还是中度、重度，可在胎儿期测算出来，但不是每个医院都能做，你的孩子最少也有70%的存活率。

73. 问：6个月产检时发现胎儿膈疝，10月7日和10月10日分别在不同医院做了四维彩超。但之前的产检全部正常，包括唐氏筛查结果也是正常的。现在胎儿左边出现膈疝，胃泡、心脏等都正常，肠管疝入左胸腔，心脏偏右，肺部被挤压，左边的肺不明显。请问：①6个月时发现膈疝是否很危险？②膈疝会不会自行修复？根据我的四维彩超，胎儿的膈疝严重吗？③产后手术的话成功率大吗？大概费用是多少？术后需要护理多长时间？

解答：你好，胎儿膈疝不会自行好转，需要评估后决定是否早期进行胎儿治疗或生后接受新生儿治疗，按你的检查结果计算，LHR为1.7，应该是相对安全的，理论上可选择生后接受新生儿治疗，一般情况下在我们这生后接受治疗治愈率很高。但目前国内对膈疝的围产期和新生儿治疗与国外相比，尚有一定的差距，所以也导致部分可救治的膈疝胎儿失去机会。所以需要具体评估后才能准确判断和治疗，任何一个环节都不能出错。费用少则2万～3万元，多则20万～30万元。每个人的肺发育情况不同，结果和预后差异很大，治疗后可不影响孩子的生长，生存质量可与正常人一样。

74. 问：胎儿畸形，右侧膈疝，肝脏及腹腔内肠管疝入右

侧胸腔，心脏左移，心脏及双肺受压明显，右肺尤显著。请问医生像这样的情况孩子能活吗？现在有7个月了，引产出来的话孩子能不能活？

解答：你好，你的情况不是很乐观，右侧膈疝的预后比左侧差，特别是右侧肝疝入。但存在很多的不确定性，所以需要明确是属于轻度、中度还是重度。目前还不会有任何风险，只是出生时孩子可能无法正常呼吸。你现在需要尽快检查确认右侧膈疝存在的问题和对胎儿生命影响的程度，简单地说你需要做胎儿的专业评估，了解胎肺的发育程度，算出肺头比。引产只是一种处理方式，关键需要进行风险评估。

75. **问：怀孕20周+5天做大排畸，结果提示膈疝可能，单脐动脉可能，心脏畸形可能。报告里写“似见一粗大血管横跨室间隔上”。有过两次早期胎停。双方染色体正常。请问：①只是单纯膈疝，还是可能合并其他畸形？②要做胎儿心超吗？③膈疝是先天意外吗？要不要做羊水穿刺或DNA检查？④我很想留住宝宝，万一不能要，下次怀孕还可能发生这种情况吗？恳请回复，感谢您周末清早的不辞辛劳。**

解答：胎儿膈疝，在25周前属早期，而早期预后要比晚期差，你的情况只是确诊为膈疝，还需要测量其肺头比，了解肺发育情况来对预后作判断。你的风险目前无法评估，凭经验判断，风险应该不是很大，有条件可以选择做核磁共振，进一步了解。单脐动脉不用太在意，影响不大，先天性心脏病需要专门的心脏专家进行评估，一般也是可以通过手术治愈的。至于羊水穿刺和DNA检查可做可不做，一般胎儿膈疝与染色体无直接关系，也与下一胎无关系。心脏可疑为法洛氏四联症，现在这种先天性心脏病已经不是很难治疗了，若是很希望要这个孩子，是可以考虑要的，若有能力再生，则可考虑重新来过。

76. 问：俞医生你好！经群里孕妈的介绍，知道您是方面的权威！我在10月31日做四维彩超大排畸和心脏彩超时，发现宝宝胃泡和肠管位于左侧胸腔内与心脏同水平，心脏受压向右移位。目前孕周是21周。医生建议抽羊水检查染色体，在11月1号抽了，目前在等结果。看了您的一些关于膈疝的文章，对于这个肺头比有所疑惑，请问能帮忙测量一下肺头比吗？万分感谢，因为我胎儿发现膈疝的时间有点早，所以一直都非常担心。

解答：你好，目前产前超声诊断一般都比较准确，但尚未有进一步的临床评估，需要对胎儿的肺发育进行判断，分出轻度、中度、重度，对下一步的处理才能有的放矢。因此需依靠超声和核磁共振了解胎儿的更多信息。帮你算了一下，两次检查结果的LHR都大于1.4，是相对安全的，但两次的测算结果与报告的不一样，我不知道他们算的方法与我的是否一样。你目前还可以做胎儿核磁共振，可帮助判断。

77. 问：俞医生您好，我于23周大排畸时发现胎儿膈疝可能，之后做了核磁共振。B超结果是胎儿胃泡及肝脏凸向胎儿胸腔，心脏稍向右侧位移，心尖指向左侧。核磁共振结果是所见胎儿左膈面抬高，心脏下缘水平可见左肝，胃泡位于左肝

下方，考虑为膈膨升可能，膈疝不完全除外。请问，从核磁共振结果看，是不是膈膨升可能性比较大？膈膨升预后是否要优于膈疝？左侧膈疝可能，可是左肝已经到达心脏下缘，这个是不是重度的指标？请问我现在这种情况，这个宝宝生存的机会大吗？

解答：你好，胎儿左侧膈疝，膈膨升可能，诊断上基本不会错。通常认为肝脏入胸腔是重度的表现，但左侧肝脏进入并不意味是重度，右侧肝脏进入才是重度的表现。膈膨升预后较膈疝好，你目前最重要的是通过计算肺头比判断胎儿的肺发育程度来决定胎儿出生后是否有风险，目前国内绝大部分医院均不算肺头比，所以在判断上较粗糙。确定风险后，一般我们的做法是在出生前准备好所需的抢救设备，生后在断脐前或断脐后立即插气管保证胎儿到新生儿过程的无缝衔接，后续的治疗结果主要取决于胎儿的肺发育程度。

78. 问：32 岁，怀孕 39 周 +5 天，B 超查出胎儿膈疝，B 超显示在胎儿胸腹腔相间处，偏腹主动脉右侧可见一似胃泡样结构，胸腔横切面可见部分胃泡，影像内可见絮状内容物回声。羊水指数 115，提示羊水较少。凭您的经验，这种情况胎儿成活率有多高？是否严重？我们在天津，天津没有专业的综合医院，只好在天津中心妇幼医院生产，如果胎儿出生后情况不严重的话，立即转到儿童医院进行治疗。顺产对胎儿有影响吗？

解答：你好，你已经怀孕 39 周 +5 天，需做好出生准备，生之前做三天的促胎肺成熟的治疗。我们这常规要测胎儿的肺头比，如果在 1.4 以上就是安全的，主要是判断肺发育的程

度。有条件可选择产时胎儿手术，没条件可选择有新生儿外科的医院手术。天津儿童医院应该可以解决这方面的问题，关键是胎儿一出生就会呼吸困难，在出生到进行治疗特别是手术的过程中是有可能出现意外的，所以最好先做准备，胎儿出生后尽快稳定生命征。

79. 问：主任您好，我家宝宝现在15个半月了，各项指标发育还算正常，出生前查出食道裂孔疝，但未做进一步的检查和治疗。平常就是吃饭、喝水后必须打个嗝才行，请问现在还需做进一步检查吗？需要做哪些检查呢？期待您的回复。

解答：如果是轻度的食道裂孔疝可以拖到几岁以后再做治疗，但孩子会出现生长迟缓和营养不良，所以还是建议尽早检查和治疗，做一个上消化道造影就可诊断了。

80. 问：怀孕25周+5天B超结果显示：胸腔内查见胃泡及较多肠管回声。心脏与胃泡在同一平面显示，心脏被推挤向右侧，右肺显示不清。昨天去看了小儿外科，医生说手术的成功率是50%，让我先联系产科医生做一个肺头比，目前按照正常的产检进行，让我不要早产，最好保证37周后生。

俞教授，因为我目前在成都，离广州比较远，马上就要过年了，去广州也很不方便，所以希望目前能在成都本地治疗。今天做的B超，肺头比只有0.21，而且还说左侧脑室侧宽1.1。星期一预约了核磁共振。还需要做核磁共振吗？我让广州的朋友在您那里挂号，然后把资料都提供给您看，还是直接网上咨询就可以呢？因为我要过年后才能到广州，现在只能在

当地医院检查。如果后期成都这边没有办法解决，我希望能到贵院治疗。

解答：你好，产前超声检查确诊左侧膈疝，大于25周且肝脏未疝入，预后相对较好。但需要尽快确认胎儿的肺发育情况，即要测肺头比，判断是属于轻度、中度还是重度，再根据疾病程度作下一步的治疗计划或安排。目前你所在的医院还不会做这些检查，找到小儿外科也只能告诉你可以做手术，但并不清楚你出生前或出生时可能遇到的风险。如果你在当地，只能等胎儿出生后接受手术治疗，成活率很低，我院目前成活率已经达70%以上。现在还有江西和福建的胎儿膈疝患者在我院待产，上个月有位北京的因为自己不愿意来，在当地手术后，宝宝没有抢救成功，十分遗憾。我看了你的超声单，不知道他们的肺头比算法是否和我们的一样，没有看到具体的数据，不好判断其预后和影响，但0.21是一个不好的结果，小于1.0都是重度的，成活率只有1%～3%，在你那边肯定是没有办法处理的。你现在已经怀孕28周了，若想继续妊娠需要进行促胎肺治疗。可以网上咨询，但最好能过来再次检查确认肺头比，核磁共振可协助确诊。

81. 问：我是西安的孕妈，在怀孕23周+3天时查出胎儿膈疝，胎儿胃泡及部分肝脏位于胸腔内，胃泡位于心脏左后方，心脏明显受压向右前方移位。怀孕31周进行复查，结果是肠道全部疝入胸腔及肝脏，右肺可见，左肺受压明显，较小。这种状况是否非常严重？保住的希望有多大？愿得到您的宝贵建议！非常感谢！

解答：你好，23 周发现膈疝属于早期，肝进入胸腔也是不良预后的征兆，所以还需要具体评估胎儿的肺发育程度，才能确定是否有很大风险，建议做一个专业的胎儿评估。

82. 问：怀孕 34 周，B 超结果显示胎儿右侧胸腔见一 56mm×26mm 不均质低回声区，胸围横切面见心脏向左前方移位。36 周时，B 超检查结果宝宝肝、胆囊、肠管和肾脏都部分疝入了，右肺基本看不到，左肺也缩小了，肺头比 1.34。请问能确定是膈疝吗？是否能治疗？手术成功的概率有多大？我想明天去广州找您。

解答：你好，胎儿膈疝在产前基本可以明确诊断，所以你需要尽快确诊，并根据检查情况判断风险程度，方可确定下一步治疗方案，并可预知后期可能面临的结果。如果肺头比有 1.34，属于轻中度，有 70% 的救治机会，同时也要做好不良预后的心理准备。

83. 问：婴儿出生后可以自主呼吸，经各个方面综合评估后于第三天进行膈疝修补术，修补后情况比较好，肺动脉高压也没有了，于术后第四天撤呼吸机，在第六天感染了败血症，之后一直撤不了氧气，而且一直有肺动脉高压。根据网上资料显示，是不是宝宝术后感染了败血症而发生肺痉挛，使肺的情况更加严重？还有出现这样的肺动脉高压该怎么办呀？为什么术后会感染败血症呀？

解答：肺动脉高压与本身肺发育不良相关，术后出现败血症是术后常见的并发症，跟宝宝本身抵抗力差有关，败血症本身也能够诱发肺动脉高压的出现。在治疗方面，如有条件，首先使用高频呼吸机并吸入一氧化氮，联合血管活性药物，如果能撤机，宝宝情况应该还可以，这种时候，需要给宝宝多一点耐心。情况稳定的话，可以先给宝宝办出院，在家里吸氧也是可以的。

84. 问：俞大夫您好，我是甘肃的一个孕妈，前年怀孕21周时做大排畸，检查出胎儿畸胎瘤，引产。现怀孕22周，做大排畸发现胎儿膈疝，一星期以后去复查，和之前的检查结果一样。查了很多资料终于找到您，知道您是这方面的权威，我们非常想要这个孩子，希望能得到您的帮助。麻烦您看下我们这个孩子能要吗？如果能要，需要怎么样治疗？我们应该做些什么？

解答：通常单纯因素的膈疝需要评估后确定其风险，需要计算肺头比，若肺头比达1.4以上则相对比较安全，而小于1.4则发生危险的情况会增加。目前国内只有我院能做综合评估，所以有可能的话来我院做一个评估，或者可请我过去帮你会诊，同时提高你们那边医院的诊断水平。

85. 问：怀孕23周，四维彩超检查出胎儿膈疝，因婚后多年不孕，不忍心引产，之后每一月复查一次。宝宝胃泡、部分肠管进入左侧胸腔，心脏被挤到右侧胸腔，医生诊断有50%的生存希望，为了给宝宝多一些生存机会，我们选择了剖宫产，可是最终还是没能留住她，出生2天后，抢救无效离开了我们。我想咨询一下，胎儿膈疝是什么引起的，在月经27

天左右（当时不知道怀孕）拍过胸部 X 片，然后吃了半个月的平消片，会不会是这个引起的？还有人说和染色体有关，到底哪个更可信呢？我们再要孩子的话会不会有影响，怀孕前需要做哪些检查呢？

解答：原因较复杂，在胎儿膈肌发育初期，可能受某些干扰因素的影响导致膈肌发育不全，肠管进入胸腔。拍片、抽烟等不会直接导致胎儿膈疝，其与染色体关系也不大，因此不影响你今后的再次妊娠。

86. **问：俞大夫您好，我怀孕 22 周 +6 天做四维彩超发现胎儿表现符合膈疝特征。想咨询一下如果想要宝宝的话，接下来该怎么办？这种情况有可能误诊吗？肺头比后期会变吗？救治率 60% ~70% 的意思是在生产和手术的密切配合下，成功率为 60% ~70% 吗？您那里的产科和儿科是在一起的吗？**

解答：你好，胎儿左侧膈疝，诊断不会有太大的差距，若有条件做一个核磁共振，可以确诊。肺头比就是抵消了孕周的测量值，所以通常其变化不大，你那里已经算出 LHR1.14，小于1.4，属于中度左侧膈疝。救治率就是成功率，其救治率约为 60% ~70%，要有充分的思想准备，同时需要在产科和儿科的同时配合下胎儿才能最大机会得到救治。

87. **问：2014 年 7 月 4 日 B 超检查发现胎儿胸腔可见似肠管回声，提示胎儿膈疝可能，胎儿心脏受压右移。想知道孩子能不能成活？适合顺产还是剖宫产？如果孩子出生后做膈疝手术的存活率有多高？胎儿膈疝跟孕妇缺钙有关系吗？**

解答：你需要来我院进行胎儿一体化的评估、管理和治疗，这样才有最大的救治机会。因为膈疝是一个较为复杂的疾病，在产前、产时和产后的诊断和治疗的每一个阶段都存在风险，一般的医院很难把握。可顺产，目前还没有证据证明胎儿膈疝与孕妇缺钙有关，但缺钙可以影响胎儿的发育。

88. 问：胎儿 26 周检查发现膈疝，胎儿左胸腔内有胃泡及部分肠管回声，致使心脏受压，向右侧移位，与心脏在同一平面。这胎儿是否可以顺利生下来？生下后是否可以手术？成功率多少？

解答：可确诊为胎儿膈疝，目前已知为左侧膈疝，怀孕 24 周后，这都是良好指标，但需要测胎儿右肺面积和计算肺头比，了解肺的发育情况，才能对后期的结果作准确判断。若想了解后期可能产生的结果，需要来我院进行专业评估。

89. 问：胎儿左侧胸腔内探及不均匀回声团块，范围约 5.4cm×4.0cm×4.3cm，边界欠清，形态不规则，内回声不均匀，希望好心医生帮我出个主意，这个孩子能要吗？生下来可以手术吗？现在已怀孕 9 个多月。

解答：你准备临产了，记得临产前做促胎肺成熟治疗，等胎儿生下来再做手术吧。只不过你 28 周前没有做肺发育程度的评估，无法得知是属于轻度、中度还是重度，这直接关系到生后的治疗效果及生存率，所以还是要做好不良预后的心理准备。

90. 问：怀孕22周，B超检查诊断为膈疝，疝内容物为胃泡。现在已经压迫心脏和肺，后期4个月会不会加重受压情况，以及出生后是否会有并发症？希望大夫给个建议，谢谢！

解答：可看一下我写的关于胎儿膈疝的文章，基本都有介绍。可算一下LHR值（右肺面积/胎儿头围），若小于1.4就有风险，若大于1.4，则相对安全。膈疝的诊断和治疗较为复杂，目前还没有较好的产前评估系统，依据胎儿肺头比（即LHR）判断是目前一种间接判断风险的方法。

91. 问：怀孕27周时做了三维B超，当时显示腹腔内有胃泡回声，33周时在汕头市第二人民医院做了普通B超，显示胸腔内有胃泡回声，当时医生说怀疑是膈疝，要我们到上级的医院去确诊。之后到了中心医院，由中心医院的B超权威王主任帮我们做的检查，确认是胎儿膈疝，说是肠道和胃进入左胸腔，挤压到心脏往右偏移了。汕头的医院都说没条件做这个手术。这样的膈疝严不严重？能通过手术根治吗？手术风险大不大？会不会有后遗症？大概需要多少钱？能否下个星期带资料去找您就诊？

解答：首先大部分膈疝都是可治的，关键需要算肺头比评估肺发育的程度和可能存在的风险；其次，建议你过来我院生产，我们对膈疝宝宝有一体化的产前、产时及产后治疗的管理；最后，膈疝不存在后遗症，不过有3%的复发率，如果治疗过程顺利的话，费用大概在3万~5万元。

92. 问：怀孕25周，胎儿左侧膈疝，肺头比0.34。肺头

比应该是以毫米为单位计算的吧，右肺面积除以头围，那么按这个计算方法，我们的肺头比是3.4啊，是不是又太大了？估计医生测量得不太准确吧。特别想知道是什么原因引起胎儿膈疝，下一步应该怎么做才能最大限度保住宝宝？谢谢您！

解答：根据你提供的资料可以确诊是膈疝，按当地测量的肺头比，0.34属于重度膈疝，若按25周肺的面积计算，目前应该是属于中度或轻度，可能需要进行较准确的测量，对预后的判断会更准确。计算不准确会导致判断错误，关键是对生后的处理错误。LHR的计算无所谓毫米或厘米，单位统一就行了。希望你能来我院就诊，我院目前的治愈率约为70%以上。

93. 问：怀孕23周+5天做四维检查，胃泡一半在胸腔，一半在腹腔，滑动性膈疝未除，其他都正常。请问：是一出生就手术吗？佛山市妇幼保健院可以做这个手术吗？这种情况严不严重，手术风险大吗？我很想要这个孩子。

解答：可能是食道裂孔疝。孩子可以要，生后即可手术解决，这个手术的治疗成功率一般可达100%。目前广东省内我院的新生儿外科是最好的，可来我院手术，可做到生前的准备、生后的一体化管理和手术。

94. 问：怀孕23周发现胎儿左侧膈疝，肝脏左叶已疝入，肺头比只有0.83，有疝囊。我们这种情况属于重度膈疝吧？看过您的不少文章，想咨询一下产前干预，气管封堵术是否能请国外的专家过来做？对孕妈和胎儿的主要风险有哪些？谢谢！

解答：我想你应该在孙路明教授那儿看过，她可请国外的教授来做气管封堵术，这是目前唯一的救治重度膈疝的方法。对于孕妈来说，需要经过两次剖宫产手术，风险主要是早产。

95. 问：怀孕24周三维彩超查出胎儿左侧膈疝，胸腔可见胃泡及部分肝脏回声，双侧肺部体积缩小。请问能不能手术？

解答：手术是肯定可以做的，但首先必须在28周前测算LHR，明确肺发育的程度，才能确定救治风险。

96. 问：您好，俞主任！我于2014年10月10日在江苏南通和美家做四维彩超，诊断出胎儿疑似膈疝。10月14日到上海国际和平医院确诊，胎儿左侧胸腔发现胃泡回声，心脏被动右移。我现在怀孕26周，请问多少周可以测胎儿肺头比和看肝脏位置，还有做核磁共振？我想尽快知道这些数据，然后判断胎儿存活的概率有多少？因为月份大了，拖不起，跪谢！

解答：在28周前做肺发育的评估，需要做LHR、O/E LHR测定，核磁共振也在28周前做。如果LHR小于1.0，原则上建议放弃；LHR为1.0~1.4，有70%的救治率；而LHR大于1.4，则相对安全，可达近100%的治愈率。

97. 问：医生您好！我现在怀孕23周，B超检查出胎儿左侧膈疝，左侧膈肌可见宽约17mm的连续中断，胃泡及部分肠管进入左侧胸腔，心脏受压右移，右侧残存肺脏大小约22.3mm×7.6mm。

想请问医生，这种情况胎儿可以保住吗？这边医生都建议我引产，但我真的很想要这个孩子。手术的成功率大吗？谢谢！

解答：你好，胎儿膈疝首先要测肺头比，根据肺头比评估肺的发育程度，判断属于轻度、中度还是重度。胎儿膈疝的处理比较复杂，需要对其进行一体化管理，包括诊断和产前、产时和产后治疗，有条件的话来门诊找我，需要具体详细分析和评估。

98. **问：胎儿左侧膈疝，胎儿左侧胸腔内见胃泡及肠管样回声，肝脏目前位于腹腔内，心脏右移，心尖朝左，LHR1.33。请问手术成功率高吗？我现在怀孕27周+4天是否有必要引产呢？**

解答：轻中度的治愈率可达70%以上，重度的则只有1%~3%的生存率，所以你现在最需要的是评估严重程度。我看到你孩子的LHR为1.33，这应该属于中度，在我院手术的话，成功率可达70%以上。膈疝的治疗需要保证每一个环节都不能出错，否则将前功尽弃。是否对以后有影响，就看处理得专不专业。

99. **问：怀孕22周+1天，四维彩超检查出胃腔疝入胸腔，压迫心脏靠胸腔右侧，心尖朝左，羊水偏少。该胎儿可以要吗？现在才22周就发现膈疝，怀孕后期会影响胎儿其他器官的生长发育吗？如果出生后抢救了，还需要手术治疗吗？会有什么后续问题吗？**

解答：孩子可以要，生后有可能需要抢救。主要是肺发育不良，生后除了抢救当然还要进行手术治疗，会有一系列的术后问题需要交代和处理。可能这样谈不一定能说清楚，有条件的话来门诊找我。

100. 问：怀孕 17 周 +4 天 B 超检查发现胎儿心脏膈疝，心脏位于右胸腔。现在能否明确肺的发育情况？还是要过几周才能看到胎儿其他的发育情况？请问这个胎儿能留吗？谢谢。

解答：不是心脏膈疝，而是胎儿左膈疝，是肠管疝入。现在可以明确肺的发育情况，只是评估方法有所不同，胎儿是否能留需要全面评估胎儿残余肺的发育情况以及综合胎儿的整体发育。

101. 问：俞主任您好，谢谢您抽空看我的咨询。怀孕 34 周做 B 超检查时发现胎儿膈疝，胎儿左肺被胃挤压，心脏右移，西安的大医院说需要做产前手术，而且我是首例。25 周做四维彩超时没有照到心脏，心脏超声做了 3 次都没做成。请问俞主任，我们这个情况手术成功率大吗？手术后存活率高吗？我很想要这个孩子，也想在贵医院做手术，手术费用大概多少呢？现在 34 周了，去贵医院的话会不会不收呢？非常谢谢您。

解答：不需要做产时手术，生后手术就可以了。但生之前需要做肺头比的测定，确定是轻度、中度或重度，轻中度至少有 70% 的存活率，而重度只有 1% ~3% 的存活率。可来我院生产，我院对胎儿膈疝有产前、产时和产后治疗的一体化管理，如果治疗顺利的话，费用大概在 3 万 ~5 万元。

102. 问：两次超声检查都提示胎儿膈疝，十二指肠闭锁。怀孕 29 周，不想失去这个孩子，有没有补救的方法?

解答：需要了解膈疝的类型和严重程度，一般可有 70% 以上的治愈率。而十二指肠闭锁可有 98% 的治愈率，但二者同时合并我还没有见过，是否诊断明确？如果诊断明确，必须进行遗传方面的检查，排除染色体异常。

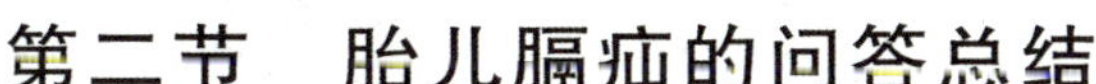

第二节　胎儿膈疝的问答总结

一、认识胎儿膈疝

精子和卵子在子宫内相遇后可以形成受精卵，并逐渐发育成胚胎，在胚胎形成的初期，在 8 ~ 12 周逐渐形成胎儿膈肌，而此时的任何因素都可致使膈肌发育障碍，并导致胎儿腹腔内容进入胸腔，形成膈疝（图 1 – 1）。常见的 80% 以上的膈疝都发生在左侧，发病率为 1/5 000 ~ 1/2 000。通常左侧膈疝比右侧膈疝预后好，发生的时间越晚，预后也越好。由于过去对胎儿膈疝的认识不足，多是出生后，呼吸不好到医院救治，经诊断和鉴别诊断才确诊，并进行急诊手术，此时多已出现并发症，救治的风险增加。而随着产前超声及核磁共振影像学的诊断技术提高，产前诊断胎儿膈疝的准确率可达 98%，并且可以鉴别出左、右侧膈疝，后外侧疝，食道裂孔疝，胸骨后疝，膈膨升等不同疝的分类，在诊断的基础上，又可根据测量胎肺的面积或体积，间接地判断胎肺发育程度，并据此区分出轻度、中度、重度胎儿膈疝。

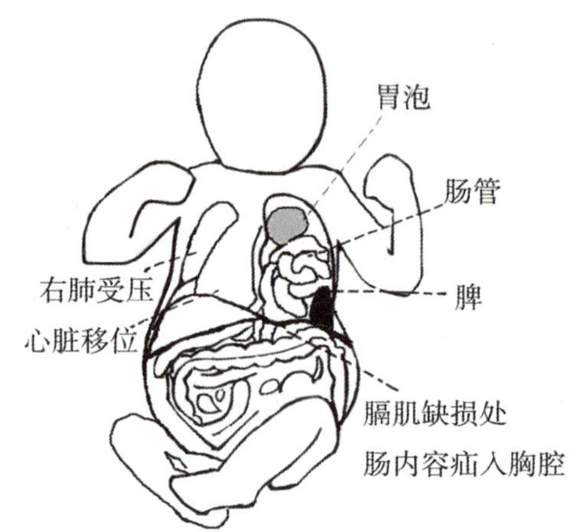

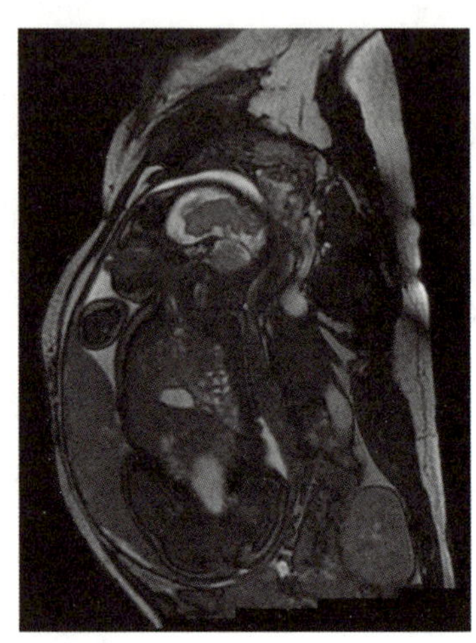

图 1－1　胎儿左侧膈疝示意图

膈疝胎儿的死亡主要发生在出生后，因为在宫内胎儿不需要呼吸，所需氧是直接通过脐带和胎盘从妈妈的身体里获取的，所以胎儿在妈妈子宫内的氧含量较正常人低。当出生后，胎儿转变成新生儿，第一声的啼哭使肺张开，肺的呼吸就开始了，此时膈疝对肺发育的影响才显现出来。由于长时间的宫内受压，肺的发育不良，导致肺张不开或肺组织发育不良，血管细小，每一次的吸气都希望尽可能将氧气带进身体内，但细小的血管同时出现痉挛，强力收缩导致肺动脉高压，并持续存在，氧气不能在正常的气压下进入身体，导致最终缺氧；而持续缺氧超过 5 分钟就有可能导致脑的损害，最终影响智力，所以强调胎儿期肺发育的判断。评估轻度、中度、重度的分类对预后的影响，孕期的管理和一体化的胎儿—新生儿衔接，出生后的微创治疗等是每一个膈疝胎儿救治的必然途径。任何一个环节的脱节都可能造成大脑和一系列全身器官的功能损害，导致治疗的不良预后。

二、胎儿膈疝诊断标准和影像特征

先天性膈疝是由于膈肌缺损或发育不全，腹腔脏器经过缺损处进入胸腔，造成解剖关系异常的疾病。目前在产前诊断上，超声诊断是检查出胎儿膈疝的最重要手段，诊断准确率可达98%。其诊断标准包括：心脏轴线移位，可以在胎儿胸腔内四腔心平面超声探及胃泡、肠管，甚至脾脏、肝脏或肾脏；胎儿胸腔内超声探及到囊性结构，可在动态观察下见到其蠕动；膈肌有缺损，不连续，可以据此判断缺损的范围和大小；腹腔内脏器可随胎儿呼吸运动而运动。但是，产前超声发现胎儿膈疝，还受限于操作者的技术水平、对该疾病的认识，以及膈肌缺损大小、疝内容物的情况等。所以，需要重视胎儿胸腔结构的超声检查。特别是发现心脏位置异常、胸腔内回声不均匀等情况时，需要警惕胎儿膈疝。除了产前超声诊断外，还可以根据测量肺的各径线计算肺头比，以此来作为胎儿膈疝不同类型的区分和鉴别。我院标准的膈疝超声诊断报告如图1－2所示。近年来应用核磁共振检查胎儿膈疝是临床常用的一个新手段，一般要求在孕中期后进行检查，所以我们会选择以怀孕18周作为一个界点，18周后到32周均为最佳检查核磁共振的时机。核磁共振对胎儿膈疝有很好的直观影像，可以清楚地看到疝内容物和部位、心脏位置的改变以及肺的发育形态，对各种少见的膈疝或胸腔疾病鉴别较超声诊断更优。所以超声诊断是产前胎儿膈疝的筛相和诊断基础，核磁共振则是超声诊断强有力的补充。核磁共振同样可以通过测量肺的容积来判断胎肺的发育程度，间接判断其风险。有人认为其判断风险的准确性较超声诊断更优，由于目前尚在开展初期，国内还没有相关数据。我院从 2015 年开始尝试进行评价，因样本量小，其结果还不能说明问题。

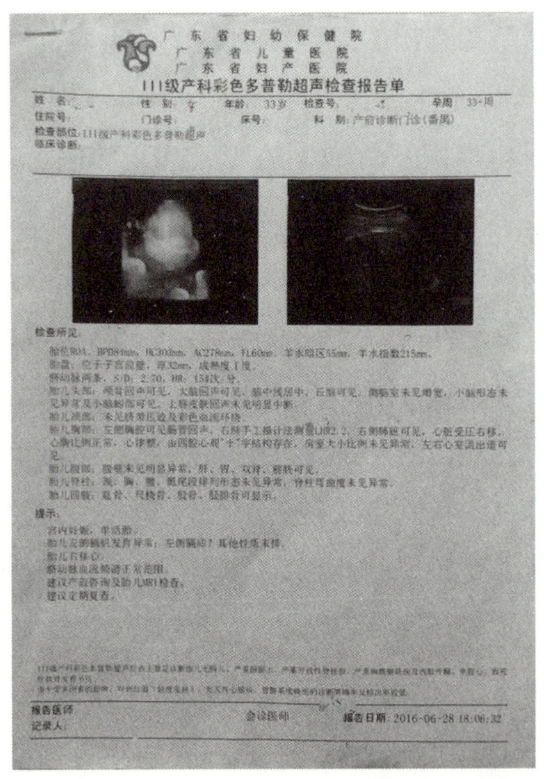

广东省妇幼保健院
广东省儿童医院
广东省妇产医院

Ⅲ级产科彩色多普勒超声检查报告单

姓名：　性别：女　年龄：33岁　检查号：　孕周：33+周
住院号：　门诊号：　床号：　科别：产前诊断门诊(番禺)
检查部位：Ⅲ级产科彩色多普勒超声
临床诊断：

检查所见：
胎位ROA，BPD84mm，HC303mm，AC278mm，FL60mm，羊水暗区55mm，羊水指数215mm。
胎盘：位于子宫前壁，厚32mm，成熟度Ⅰ度。
脐动脉两条，S/D：2.70，HR：154次/分。
胎儿头部：颅骨回声可见，大脑回声可见，脑中线居中，丘脑可见，侧脑室未见增宽，小脑形态未见异常及小脑蚓部可见，上唇皮肤回声未见明显中断。
胎儿颈部：未见脐带压迹及彩色血流环绕。
胎儿胸部：左侧胸腔可见肠管回声，右肺手工描计法测量LHR2.2，右侧肺脏可见，心脏受压右移，心胸比例正常，心律整，由四腔心观"十"字结构存在，房室大小比例未见异常，左右心室流出道可见。
胎儿腹部：腹壁未见明显异常，肝、胃、双肾、膀胱可见。
胎儿脊柱：颈、胸、腰、骶尾段排列形态未见异常，脊柱弯曲度未见异常。
胎儿四肢：肱骨、尺桡骨、股骨、胫腓骨可显示。

提示：
宫内妊娠，单活胎。
胎儿左侧膈肌发育异常：左侧膈疝？其他性质未排。
胎儿右移心。
脐动脉血流频谱正常范围。
建议产前咨询及胎儿MRI检查。
建议定期复查。

报告医师　会诊医师　报告日期：2016-06-28 18:06:32
记录人：

图 1－2　膈疝超声诊断报告模板（见附图 1）

在产前诊断中还有一种特殊情况就是双胎之一胎儿膈疝，对于产前要确诊有一定的难度，一般表现为某一个胎儿的胸腔内可见肠管和胃泡影，且可以干扰到另一侧正常胎儿的生长发育甚至危及胎儿生命。当出现可疑胎儿之一膈疝时，需要尽早明确诊断或采取措施对症处理。

三、胎儿膈疝的鉴别诊断

产前超声或者核磁共振诊断出胎儿膈疝后，既要就膈疝本身的不同类型作鉴别，如胸骨后疝、右侧疝等，又要与膈疝相关的一些疾病进行鉴别，如膈膨升、食道裂孔疝、心包积液、胸腔积液、先天性肺囊泡病、先天性心脏病等。膈疝本身的不同类型可见相关章节，与膈疝相关的疾病主要有：

1. 膈膨升

在诊疗胎儿膈疝中，有一种情况是有腹部内容疝入胸腔，但并没有直接与肺脏组织接触，而是有一层膈肌将疝内容与肺脏组织隔开，专业的医生是可以在产前诊断出来的。当超声发现疝内容进入胸腔，有肠管、胃泡影，但看到疝内容的最高边缘是很平整地呈一弧形时，即可考虑膈膨升。核磁共振检查时影像诊断更直观清楚，如图 1－3 所示。

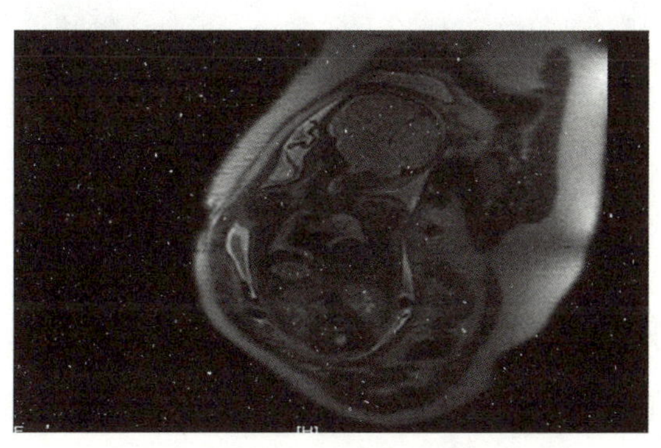

图 1－3　核磁共振提示右侧膈膨升

胎儿膈膨升发病率不高，远低于膈疝，为膈疝的 2% ~ 3%。它与有疝囊的膈疝有时需要鉴别，有疝囊的膈疝与膈膨升的预后都好于无疝囊的膈疝，一般在肺发育的评估方面属于轻度，所以大部分可治愈。有疝囊的膈疝在胎儿期与无疝囊的膈疝多无法区别。即使有一层疝囊将疝内容物与肺脏组织隔开，但疝入的最高边缘会随着疝入内容而边缘不清，而膈膨升的最高边缘是可以看到的，且疝入内容不多，因此常常可以见到疝入侧的剩余肺组织。据此，可以理解为什么膈膨升的预后通常都是良好的。由于有一层膈肌的阻隔，膈膨升的肺发育通常都较膈疝好，出生后接受诊疗多可获得治愈。

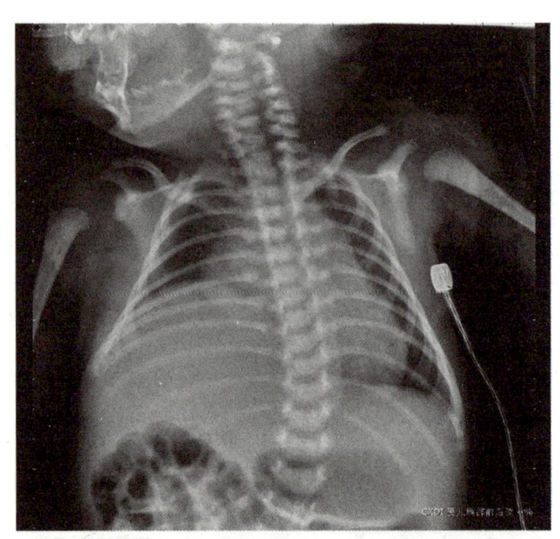

图 1－4　生后胸片提示膈膨升

患有膈膨升的胎儿出生后其临床表现也可出现呼吸困难，有时在 X 线胸腹部直立位平片上难以与膈疝相鉴别，但在观察呼吸运动及在 X 线荧屏上可以注意到膈运动往往呈反常膈运动。即在正常吸气时膈下降，而膈膨升患侧膈肌反而上升，呼气时患侧膈肌下降。

2. 食道裂孔疝

在诊断胎儿膈疝的认识中，必须了解食道裂孔疝，顾名思义，是在纵隔的后方、食道经过膈肌的地方出现的膈疝，多发生在胚胎中、晚期，超声可以发现，胎儿胸腔中或后方紧贴膈肌出现胃泡影，如图1－5所示。

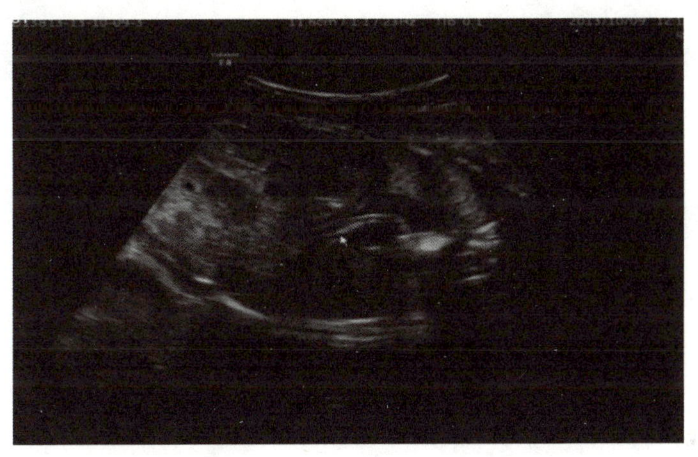

图1－5 食道裂孔疝

食道裂孔疝的发病率，也远较膈疝的发病率低。由于仅仅是部分胃的疝入，所以超声时观察到，胎儿心脏是不发生移位的，胎儿的肺脏组织受影响不大，所以肺发育的评估也都为轻度，自然它的预后也良好。在胎儿期不需要太多的干预和接受围产期管理，相对较简单安全。对于分娩没有特殊要求，正常的阴道自然分娩即可，建议出生后一周接受手术治疗。

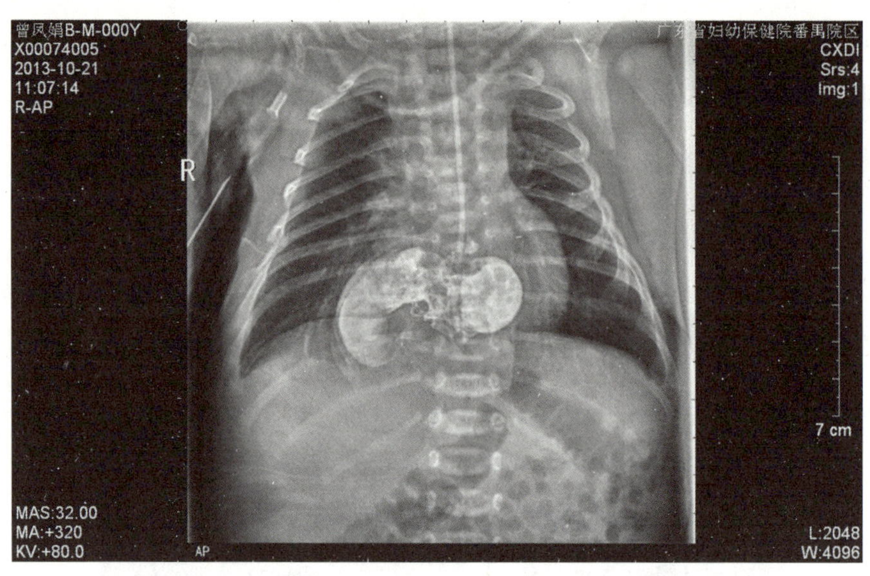

图 1－6　消化道造影提示食道裂孔疝

诊断胎儿食道闭锁需要与胸骨后疝、心包积液等作鉴别。胸骨后疝位置与后纵隔是有明显的前后之分的，后纵隔疝入内容是胃的一部分，因此为单囊性占位。而胸骨后疝也叫裂孔疝，多为肝脏或胃、肠管等多囊或实体内容，且因疝入内容多，而导致心脏多发生移位。除了与胸骨后疝做鉴别外，尚需与心包积液做鉴别。偶尔见到有心包积液时也是一个单囊的胸腔占位，但相对食道裂孔疝的囊要小。在后纵隔位置上，心脏不移位，而心包积液可致心脏移位和胎儿水肿，在大小和位置上也是较容易区别的，如图 1－7 所示。

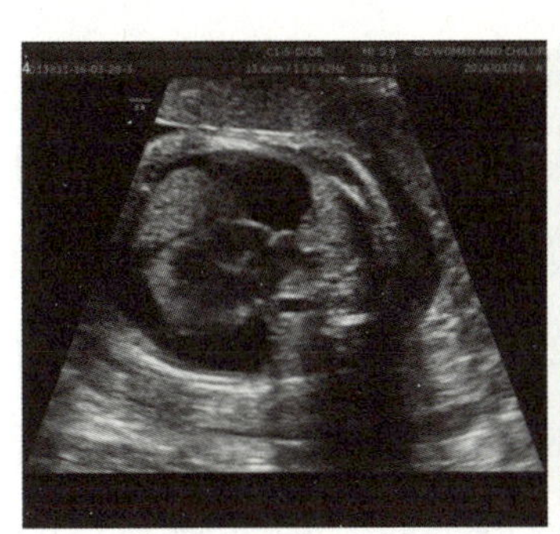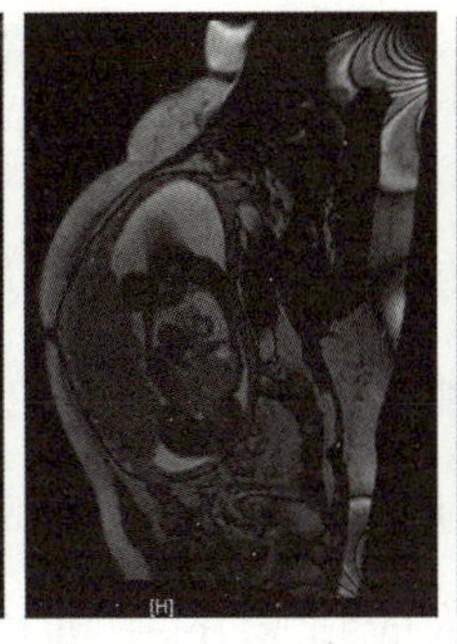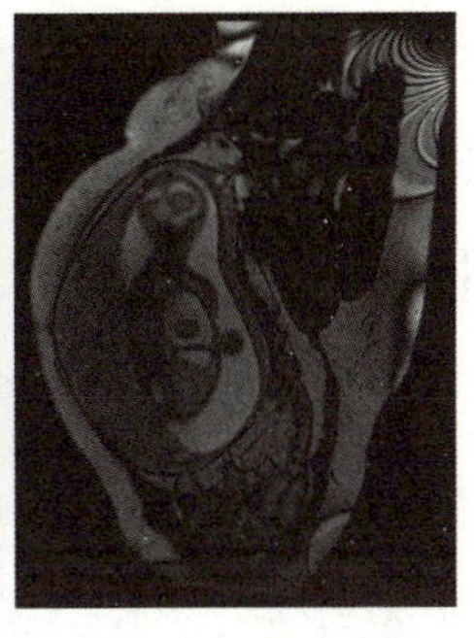

图 1－7　超声诊断及核磁共振结果均提示心包积液，右侧膈疝，双肺受压变小

四、胎儿膈疝的风险评估

胎儿膈疝是一种先天畸形，死亡率仍然高达 40%～60%，随着胎儿和新生儿外科医疗水平的不断进步，在较好的诊疗条件下治愈率可达 70%～80%。由于肺发育不良和肺血管形态异常，90% 的患儿在出生后一个小时内出现不同程度的呼吸功能不全。现在我们已经认识到，胎儿膈疝是一个基于小儿外科基础的全科性疾病，由于肺血管的病态发育，先天性膈疝患儿患持续性肺动脉高压的风险比其他新生儿要高，低氧血症、酸中毒、机械通气导致的肺血管损伤等因素均可通过反应性的血管收缩诱发和维持持续性肺动脉高压。同时，患儿因膈疝可致肺组织形态发育不成熟，肺血管数目减少，特别是微小血管和毛细血管数目减少，肺泡少而小，间质增厚，气体交换障碍，进一步出现肺血管重构，血管壁增厚，管径变细及弹性降低，从而出现肺动脉高压。先天性肺发育不良和肺动脉高压是影响先天性膈疝患儿预后的关键因素，尽管通过手术可以纠正膈疝，却难以从根本上医治先天性肺发育不良和肺动脉高压。需要结合新生儿内科以及利用新生儿监护病房，全力以赴才有可

能救治肺发育不良的一系列症状。基于肺发育的不同程度对预后的影响，我们希望在胎儿期就能知道肺发育情况并作为判断依据。但是大家都知道，胎儿在妈妈肚子里是不用肺呼吸的，但可以吞咽羊水达到促进胎肺发育的作用，而通过形态学的肺面积或体积来间接判断肺发育程度是当前临床可实际操作且对胎儿及孕妇均不会造成危险的一种检查手段。根据肺发育的不同程度，最终总是会有一个界点可以判断出肺发育得不好，导致孩子出生后无法正常呼吸的，这个界点称为截断值，通过大数据我们得知其截断值为1.0。胎儿每天都在变化，所以每次的检查结果都可能不同，为了抵消胎儿生长因素的影响，将测量的肺面积与胎儿的头围作对比，所以称为肺头比（LHR），因为在宫内只有胎儿的头围是相对恒定不变的。目前通过大数据我们得出LHR值的不同区间代表着胎儿膈疝的不同肺发育程度，即胎龄为24～26孕周的胎儿膈疝，若LHR > 1.4则为轻度，提示预后较好，救治率接近100%；若LHR < 1.0则为重度，提示预后较差，救治率仅有1%～3%；而二者之间的为中度，约有70%的救治率。尽管可以客观地评价肺的发育程度，但往往与真实的结果还有一定的差距，而为了减少这种差距，有人提出了O/E LHR的概念，即将测得的胎儿膈疝肺头比与正常孕周胎儿的实际肺头比进行比较，所得的数据用百分数表达，大于45%为轻度，小于25%为重度，二者之间为中度。这样就有可能在宫内对胎儿膈疝进行风险判断和分析，并结合生后的治疗进行咨询。当然除上述评估标准外，还有肺容积比、肺动静脉比等也可作为判断肺发育不良情况的评估标准，但尚无更多可靠数据的支持。

五、关于胎儿膈疝的宫内治疗方法介绍

假如胎儿患有先天性膈疝这种严重的先天畸形，在妈妈肚子里时，我们可以做些什么干预呢？这就涉及胎儿期手术治疗的问题了。胎儿外科的发展使得胎儿期手术治疗胎儿膈疝成为可能。早在 1993 年，Wilson 等对羊膈疝手术模型的研究结果显示，封闭气管可以促进肺发育不良症状的改善。随后，这一手段被应用于胎儿膈疝的手术治疗研究中。Harrison 等在 2003 年首次报道剖宫产引导胎儿镜气管阻塞术的临床随机、对照试验研究，之后胎儿镜气管阻塞术被进一步改良为胎儿宫腔内气管封堵术（FETO）。FETO 是当前唯一得到专家学者接受和采纳的胎儿期治疗。因此目前实施 FETO 的指征为 26 ~ 28 孕周前诊断为单纯左侧重度膈疝的单胎妊娠或者出现肝疝入，胎儿无其他先天性畸形且染色体核型正常。此外，右侧中重度膈疝预后差，也是 FETO 指征之一。此项技术给以往治疗生存率非常低的高危膈疝胎儿带来了一些希望。

然而胎儿 FETO 治疗目前并非胎儿膈疝的标准干预手段，因其在改善胎儿膈疝存活率的同时，也可导致孕妇并发症增加，如早产、胎膜早破等。但在现阶段还是重度胎儿膈疝的较好选择，目前主要在欧洲国家应用，有报道称其可使重度胎儿膈疝的存活率从 1% ~3% 提高到 70%。FETO 的主要步骤包括超声定位、经皮穿刺、胎儿麻醉和手术。在超声引导下，用胎儿镜置入可脱离的球囊于胎儿的气管内，并注入 0. 8mL 的生理盐水或造影剂使球囊膨胀，达到堵塞气管，增加气管内压力的目的。

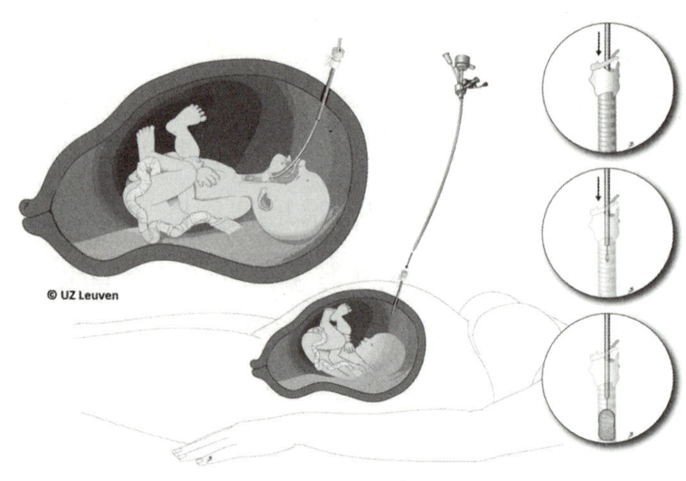

图 1－8　FETO 示意图（见附图 2）

前面已经提到，只有重度胎儿膈疝才需要考虑这种治疗方法，同时还需要有孕周的限制，即 24～28 孕周为放入球囊的最佳时机。球囊放入太久会导致肺泡Ⅱ型细胞减少，研究表明，堵塞超过 48 小时就可促进胎肺的发育。如果周期性的加压则更有利于胎肺的生长，但在实际操作中是不可能的。所以球囊放入的时间短则一周，长则分娩时再将球囊取出，一般多在 34 周用胎儿镜取出。也有在预产期生后进行产时胎儿手术，在胎儿呼吸前将球囊取出。

FETO 的好处是可以在宫内达到改善胎肺发育的目的，使宝宝出生后的呼吸能够达到基本的生理稳定，为后续的手术创造长期条件。FETO 的主要并发症是胎膜早破、早产、胎儿宫内死亡等，但现代医学的微创技术已经大大减少了这类并发症的发生。

六、胎儿膈疝一体化管理

孕妇确认为胎儿膈疝选择继续妊娠后，就需要接受分娩前的一系列孕期管理，而这个管理需要一个完整的一体化管理模式，即明确诊断，包括规范的产前三级超声检查以及胎儿胸部核磁共振检查；然后进一步到专业机构进行相关的咨询和筛查，孕期进行相关知识的学习和做好心理准备；孕晚期应接受促胎肺成熟治疗，做好孕期的监测，包括远程胎监管理、及时的宫内转运、产儿科医生的无缝对接、针对性的围产期治疗以及生后的手术治疗和康复管理等。在一体化管理中，最重要的环节是产前胎儿到新生儿的对接及围产期管理，对于先天性膈疝的新生儿，出生后的呼吸道管理尤其重要，这需要管理团队有明确的目标和管理标准，需要有一个强有力的核心指挥和配合默契的多学科队伍。

附：胎儿膈疝一体化管理方案

一、特别关注

当发现宝宝有胎儿膈疝时，你可能会瞬间感到崩溃。此时迅速学习了解胎儿存在的问题和详尽的后续处理是十分必要的。我院的胎儿医学科专家团队将有机会帮助你了解胎儿的有关情况并为你精心制订未来的最佳处理方案。

二、直面胎儿膈疝

根据中国出生缺陷报告，按膈疝的发病率，每年约有 4 万膈疝胎儿出生，由于膈肌的缺损导致腹腔内容肠、胃、脾甚至肝脏等疝入胸腔，导致有限的胸腔和肺的发育受阻，即出现肺发育不良。它可以是在左侧或右侧，甚至双侧。发生在左侧的概率为85%、右侧为13%、双侧为2%。

三、胎儿医学科评估

一旦确诊为胎儿膈疝，即需进入胎儿医学科诊疗。若来我院的胎儿医学科，即将按顺序进行一系列诊疗评估。

胎儿超声的再诊断：需经我院的胎儿超声诊断医生或胎儿影像医生的精确检查，进行部位确诊以及鉴别诊断并计算肺的大小，得出 LHR 和 O/E LHR。超声确定肝脏位置这一点十分重要。

胎儿超声心动图：需要专门的胎儿心超医生详细地检查胎儿心脏结构的任何异常。偶尔由于心脏受挤压导致确诊十分困难。

胎儿核磁共振：这是我院的技术标准之一，将提供进一步详细的肝脏位置。大量肝脏进入胸腔，O/E LHR <25%，基于核磁共振的容量比就可确认为重度胎儿膈疝。

四、与患者的咨询和教育

初次进入胎儿医学科，患者需要同意和接受护理人员的指引，需要进行遗传学咨询和回顾既往的病史，讨论预产期，了解新生儿重症监护和特别分娩单位等。

接受遗传专家的咨询，了解家族史和产前遗传方面的检查。

一旦检查完成，患者需要面见高危母胎专家及相关同道，需要回顾健康史和所有检查结果。此外，还需要讨论所有治疗意见和产前、产后的注意事项，包括分娩建议。

五、产前处理

在对患者的监测管理中，我们团队会始终监测未来的整个孕期，尤其是孕晚期。直到必要时及时分娩终止监测，而动态实时远程监测是我们所倡导的。

超声检查每3~4周一次，直到34周后，可增加为每周一次。若患者距我院较远，车程超过2小时以上，除了动态实时远程监测外，34周后若羊水过多，则需考虑计划性早产，以确保患者在发动前及时处理。在32周后需要使用地塞米松肌注促胎肺发育，常规剂量是5mg。

重度胎儿膈疝需要考虑宫内治疗，即在32周前行气管封堵术，否则应终止妊娠。轻中度胎儿膈疝选择期待治疗的，足月阴道分娩后进行手术治疗。

六、分娩

确诊胎儿膈疝后都需要实施胎儿的宫内转运，即选择像我院这样能够实施一体化管理和具备手术条件的医院进行分娩。在大多数情况下，都可经阴道分娩，而剖宫产对胎儿膈疝虽然是一个低风险的手段，但不作为首选。若有任何母亲因素或胎儿相关剖宫产因素时可考虑剖宫产。

若有需要，可在我院的特别分娩单位分娩，专为胎儿出生缺陷设计，提供分娩的安全保障。在分娩后，宝宝通过一个窗口被转运到新生儿外科团队，包括新生儿专家、外科高级护理、新生儿外科专家、新生儿外科护士和呼吸专家，专门确保新生儿出生到新生儿监护病房的过程顺利。

为了稳定生命征，气管插管和机械通气保证呼吸通畅；胃管置入，减少气体进入胃肠，影响肺膨胀的空间；建立动静脉

通道，尤其是建立脐动静脉通道可作为首选；血气检查应及时了解血氧情况。

七、特殊的新生儿外科团队

我院的新生儿外科团队是目前国内为数不多的最优秀的团队之一，创立于1996年，也是广东省及华南地区唯一的胎儿一体化管理的专业团队。

我院的新生儿外科团队，每年接收100多例来自全国各地的胎儿膈疝，目前可能是国内最大的胎儿膈疝救治中心，拥有丰富的临床经验。

宝宝将接受我院的标准化管理，并由具有丰富经验的多学科专业团队进行救治。

宝宝可能或需要应用高频振荡通气、吸入性一氧化氮甚至是体外膜肺氧合，但重要的是，在孕妇分娩前我们即可将所有相关设备预备好，一切都在等待宝宝的到来。确保每一个环节都能够准确衔接。

八、新生儿膈疝手术

患膈疝的宝宝对噪音及移动十分敏感，所以必要时可选择在新生儿监护病房进行手术。需要在胎儿出生后的48～72小时，待生命征稳定后进行手术。生命征不能稳定者，手术风险相当大，需要家长理解。

手术需要进行全麻并接受麻醉医生的监测管理。

常规手术切口可选择经胸或经腹，若是微创一般选择经胸，将疝入器官回纳后缝合膈肌缺口。复位后的胸腔空间可使肺继续得以发育，小孩的肺发育可以持续到学龄期（8岁左右）。

九、长期随访

长期随访对提供最好的临床管理是十分重要的，同时为改善肺发育的认识提供相关咨询和护理。

有关肺发育的管理已开展多年，我院治疗的胎儿膈疝，最大年龄的已经18岁了。管理项目的开展从出生手术后开始，预约随访的时间为6个月、12个月、2岁、4.5岁和6岁，此后每两年一次，必要时需要多个学科专家按约进行会诊。

我院是当前唯一进行胎儿膈疝长期随访的专门机构，所以可以持续改进治疗和护理。

十、我们的经验

我院的胎儿医学科已经见证了大量的胎儿膈疝，自2013年以来，我院的胎儿医学科已经为全国400多例胎儿膈疝提供了咨询，同时为100多例胎儿膈疝进行诊治，总治愈率达80%。现阶段每年有100多例胎儿膈疝在我院特殊分娩单位的管理下进行分娩和新生儿手术，有80%的病例实施了微创治疗，有50%得益于高频振荡通气和吸入性一氧化氮的施治。

十一、联系我们

广东省妇幼保健院　胎儿医学科膈疝诊治中心　020-39151821

首席专家：俞钢

成员：洪淳、唐晶、王丽敏、陈丹、尚宁、韩朝湘、夏波、刘千里、刘翠芬、张颖

七、胎儿膈疝的遗传学检查要求

很多妈妈一发现胎儿膈疝，除了紧张、担心，首先想到的

就是怎么办？为什么会得这个病？其实在门诊咨询的时候，很多人会说我们孕前都做了好多准备，居住环境不错，饮食也很注意，吃的用的都很环保了，我们家族中的人也没有遗传病，为什么宝宝会有这样的问题呢？

这个问题比较复杂，似乎在未来很长的一段时间内，都很难有一个非常明确、准确的答案。我作为一个临床医生，虽然主要工作是对发生问题的宝宝进行补救工作，但对于具体得这个病的原因，尚不清楚。而目前对其病因及遗传学问题进行的研究，还达不到完全解释的层面，需要从事科研工作的同仁的努力以及社会对这类问题的重视和投入。虽然在产前诊断中已经很自然地会想到需要排除遗传学问题，但在实际工作中，仍然无法解释诸多的相关或非相关的基因重复或缺失的问题。

我们曾经在一组家族遗传性先天性膈疝的病例上，发现有染色体的突变，这个胎儿的妈妈也有这种突变。但这位妈妈没有症状，怀孕过程中，有两胎都是先天性膈疝，进一步说明了基因突变在这种先天性疾病中的重要性。但用现有的遗传学检查无法做出肯定的答复。

大多数胎儿膈疝的病因并不清楚，而且该病都是散发的，用某一个单一的理论很难解释不同的解剖类型的发生原因，目前认为是多基因突变共同作用的结果。

胎儿膈疝有一定的合并染色体异常的发生率，约有 10% 的遗传风险。因此理论上所有诊断为膈疝的胎儿，都需要采集其完整的家族史，并对膈疝胎儿进行相关核型分析。目前临床上膈疝最常检查的染色体异常是 13 - 三体、18 - 三体、12P - 四体和 21 - 三体等。但是单纯性先天性膈疝少有遗传学问题，最多有 2% 的多因素复发风险，所以不建议做更深入的相关检查。

临床实践中，我们可以看到胎儿膈疝并没有很多的遗传问题，所以我们并不强调一定要做羊水穿刺或脐带血检查，因为现有的遗传学检查并不能确定胎儿膈疝的遗传学特定的相关染色体或基因。我们建议，早唐和中唐筛查均正常的或做了无创基因无异常的胎儿膈疝不需要做进一步的遗传学检查。而对于有多发畸形或临床有明确的遗传学情况时需要做专业的分子及 DNA 检查。由于现在精准医学的发展，过去很多的未知遗传学异常被发现了，但尚不足以解释与胎儿膈疝的关系，所以相关检查一定要在专业的临床医生的指导下进行。

八、胎儿膈疝围产期处理的基本要求

在一体化管理中，生后的围产期处理是一个重要环节。

首先强调了出生后保持呼吸道通畅、维持血氧饱和度的重要性，除了这一点外还需要做好相应的工作，包括镇静、禁食、胃管减压、吸痰、体位、保温、保湿等，还要及时拍片，造影，建立静脉通道，脐动静脉置管，抗感染，纠正水电解质平衡。

很多时候，规范、专业的产前评估，使得孕妇在产时，我们做好气管插管、呼吸机通气的准备。小孩出生后，及时根据产前评估以及出生后实际呼吸情况，给予气管插管，辅助机械通气。部分重度膈疝，由于存在肺动脉高压、心脏先天结构异常等问题，出生后需要尽快进行心脏超声、CT 检查，以进一步对症治疗。

一般根据呼吸情况，稳定病情 48 ~ 72 小时后，可以积极进行手术治疗。根据诊断的不同类型，接下来的后续处理需要采取不同的原则，需要进行综合治疗方案的评估和筛选。比如轻中度的膈疝，可以采用微创胸腔镜手术；而重度膈疝，由于麻醉以及手术操作的风险，建议直接采用传统的开胸或者开腹手术方式。

出生后胎儿膈疝的主要严重并发症就是新生儿持续性肺动脉高压，又称持续胎儿循环，是指由肺发育不良引起的新生儿出生后肺血管阻力持续升高，肺动脉压超过体循环动脉压，使由胎儿型循环过渡至正常成人型循环发生障碍，而引起心房或动脉导管水平血液的右向左分流所致的一种新生儿持续缺氧和发绀的病理状态。以出生不久出现严重低氧血症、肺动脉压显著增高、血管反应异常、动脉导管和（或）卵圆孔水平右向左分流不伴有发绀型先天性心脏病（但可以并存）为特征，这也是导致胎儿膈疝最重要的死亡原因。导管前（右上肢、头）和导管后（下肢、腹部）之间血氧分压差异2 ~ 2.7kPa 或血氧饱和度差值 >10%，表明存在导管水平右向左分流，提示肺动脉高压。

肺动脉高压的治疗原则是降低肺血管阻力，维持体循环压力，保证组织灌注，纠正右向左分流，改善氧合，减少高氧及通气损伤。

总之，围产期的治疗牵涉新生儿膈疝术前的一系列围术期措施，保证手术前不出现并发症，减轻临床症状为手术提供保障，任何一个环节出现问题都可能导致手术失败或产生后遗症。

九、关于产时胎儿手术

21 世纪初，子宫外产时胎儿手术来到中国，它采取的是断脐带前无呼吸状态下先手术解决胎儿疾病再断脐呼吸的一种新方法。它有两个前提：一是无呼吸下的胎儿，二是危及胎儿生命的疾病。符合上述两个条件且实施产时胎儿手术有显著效果的疾病主要包括：胎儿的气管闭锁或狭窄、颈部巨大肿瘤压迫气管、先天性的喉闭锁及巨大骶尾部畸胎瘤等，但并不包括胎儿膈疝。近年来由于对产时胎儿手术的错误理解，国内有相当多的医院将产时胎儿手术用于胎儿膈疝，有些学者在国内刊物发表相关论文，甚至还在电视台播报，造成错误的引导。但至今尚无权威性机构进行说明或更正。

纵览国外的相关文献可以看到，尚无应用产时胎儿手术治疗胎儿膈疝的例子，偶有在产时进行气管插管后断脐，但都不是真正意义上的产时胎儿手术。在胎儿膈疝中真正意义的实施产时胎儿手术是当重度胎儿膈疝行 FETO 术后在分娩前需要行产时胎儿手术将球囊先行取出才能断脐呼吸。从胎儿膈疝的不良预后可知，胎儿膈疝的死亡原因主要是肺发育不良和肺动脉高压，所以解决问题的关键是如何确定肺发育不良和如何防治肺动脉高压，胎儿膈疝在胎儿生后的短暂时间里并不会立刻危及胎儿生命，也不影响生后短暂的呼吸，只有当胎儿循环转变为正常人的生理循环后，大量的肺血进入肺脏后导致肺血管痉挛出现肺动脉高压等才表现出紧急的呼吸情况，这个时间通常在生后的 5 ~ 10 个小时内发生，所以根本不需要进行产时胎儿手术，仅需要做好出生后的衔接就可以了。由于产时胎儿手术要求高，处理时需要妈妈也处在手术中，直接危及母婴的安全，所以产时胎儿手术对胎儿膈疝不是适应症。将母亲的治疗风险控制在最低是所有胎儿医学工作者需要努力做到或完成的。据现有资料所知，目前国内部分单位实施产时胎儿手术治疗胎儿膈疝的，效果十分不好，出现呼吸衰竭、缺气导致的脑损伤、肺功能不全、肠粘连等并发症，甚至最终导致死亡的比例显著高于出生后手术治疗的，说明进行产时胎儿手术并不是胎儿膈疝的适应症。所以提醒家长要注意，谨慎选择。

十、新生儿膈疝手术治疗时机选择

在手术时机的选择上，20 世纪末起，已有研究认为延迟手术可以改善先天膈疝患儿的预后，同时有证据显示时机不宜的手术修补对预后存在负面影响，而目前主张的膈肌修补术在肺动脉高压和持续的胎儿循环消退后进行。一般选择在生后的 48 ~ 72 小时进行手术，也有在出生 5 天后再进行手术。目前国内有学者将手术时机的选择分为三类：①延期手术：重度膈疝患儿多伴有较严重的肺发育不良及持续性肺动脉高压，紧急手术不能改善患儿的心肺功能，反而导致病情恶化，术前采取改善患儿通气及微循环，纠正酸中毒，降低肺动脉高压等治疗，使得新生儿的基本情况相对稳定。在肺功能得到较大改善时进行手术，可提高生存率。②初步治疗后尽早手术：这种一般适用于出生 6 ~ 8 小时后情况急转直下者。这类患儿基本上都是由于肺循环开始逐步建立，肺部血管痉挛或发育异常等原因导致肺动脉高压情况的出现，再加上患儿出生后无意识的吞咽等动作使胃和肠管开始充气，使得已经疝入胸腔的肠管体积增加，对本来就发育不好的肺造成进一步压迫。很多人可能不能理解什么叫肺动脉高压，为什么肺动脉高压会对宝宝的生命造成威胁？因为肺发育不良，肺的小血管特别是肺动脉痉挛或发育异常，导致血管内压力增加。氧气通过肺泡进入血管内的阻力增加，需要通过增加呼吸频率和外部气体压力来克服这个阻力，我们可以通过呼吸机来帮助改善氧进入体内的情况，也可以用一些药物降低血管阻力。但是对于先天性肺发育不良和肺动脉高压，我们能做的非常有限，有时已经使用到呼吸机压力的最高限，但仍无法改变血氧饱和度。在国外，这种情况会考虑应用体外膜肺氧合，但在国内由于材料成本和治疗风险都限制了体外膜肺氧合的使用。这类患儿若能挨过 48 小时，应尽早手术，否则情况会越来越差，最终失去手术机会。③紧急手术：如果疝环很小，患儿因为哭闹或者呕吐等因素使负压突然增高，挤过疝环的内容物突然增加但是难以回复，长时间挤压就容易造成嵌顿绞窄，发生肠坏死等情况，这时就应实施紧急手术，避免出现严重后果。但这种情况多见于轻度膈疝，多在较大年龄发生，在新生儿期少见。

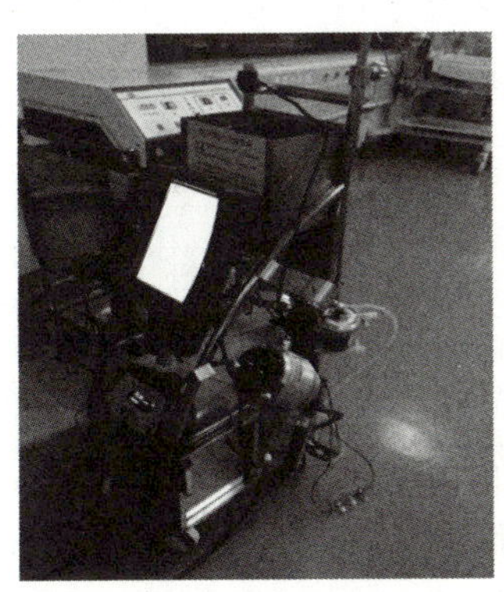

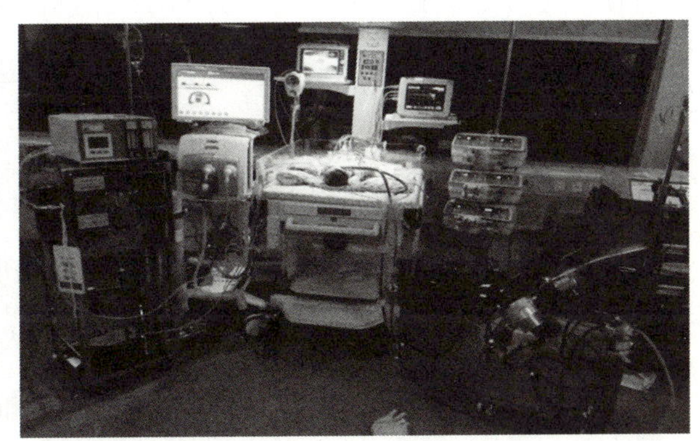

图 1－9 体外膜肺氧合的使用（见附图 3）

十一、膈疝微创手术和传统手术

膈疝手术的目的在于关闭膈肌缺损，就手术方式来说，有开放和微创之分；就手术途径来说，有经胸和经腹两种。

经胸开放手术：从侧胸壁肋间入路，需要切开肋间肌肉，拉开肋骨才能暴露内部情况，拉得越开，就看得越方便；空间越大，手术修补起来难度也就越小，同样地，创伤也就越大，有可能会损伤肋骨或者肋间神经。跟经腹手术相比，脏器纳入腹腔后，很少会受到来自腹腔其他脏器的干扰。

经腹开放手术：一般选择在肋骨下缘的弧形腹部切口，因为腹壁有弹性，可以向任意方向拉开，切口不用开得很大。跟经胸手术相比，最大的好处是可以顺便检查肠管有没有合并先天性的畸形，如有，术中可以一并处理，一举多得。劣势在于，缝合的时候胃、肠管都在附近，有误伤的可能，而且多半都是后外侧疝，位置很深，不容易充分暴露，缝合的时候有难度。

经胸微创手术：这是目前最常采用的手术方式。创伤小，出血少，视野全面，整个胸腔内的情况都看得到，包括肺发育的情况，术后恢复快、住院时间短等。也存在一定的风险，穿刺的时候有误伤疝内容物的可能，碍于固定穿刺点的限制，可能会有操作死角而不得不中转开放手术。需要使用疝补片的话，镜下操作费时费力，比开放手术时间明显延长等。

至于经腹微创手术，因为是要把疝入胸腔的内容物放回腹腔，手术操作的空间很小，疝内容物回到腹腔后空间更小，哪里还有空间可操作？所以操作难度大，可利用空间小，一般不用此方法。

胸腔镜膈疝手术较传统方法更优，但因开展时间较短，还存在着手术时间长、复发率较传统手术高等缺点，所以强调医生熟练掌握手术方法，或必要时在胸腔镜膈疝手术过程中能够及时中转开胸手术等。

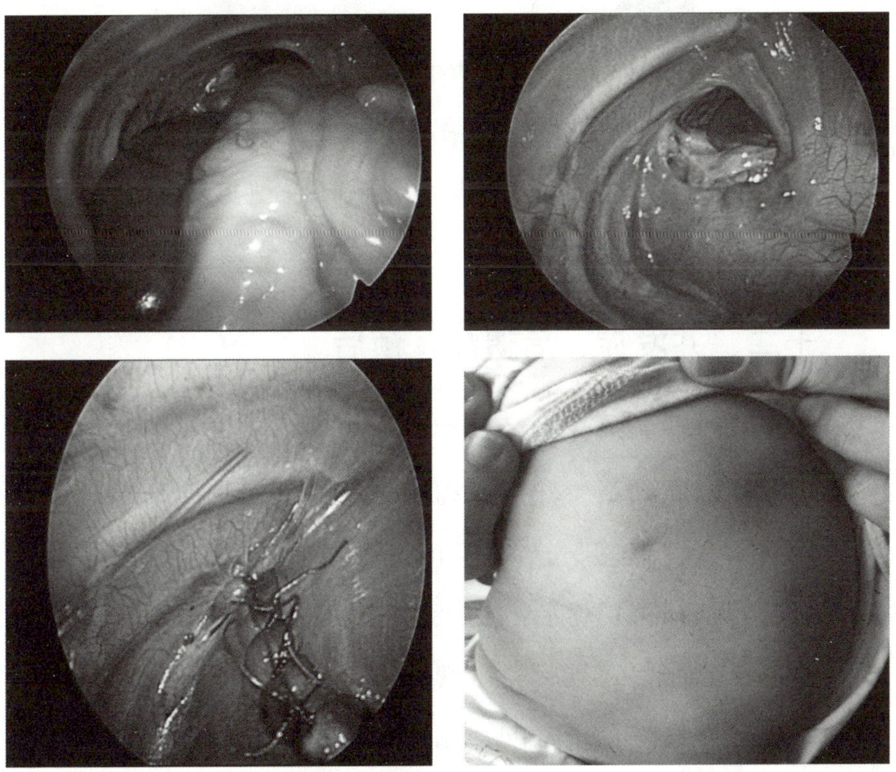

图1－10 膈疝微创手术及术后伤口图（见附图4）

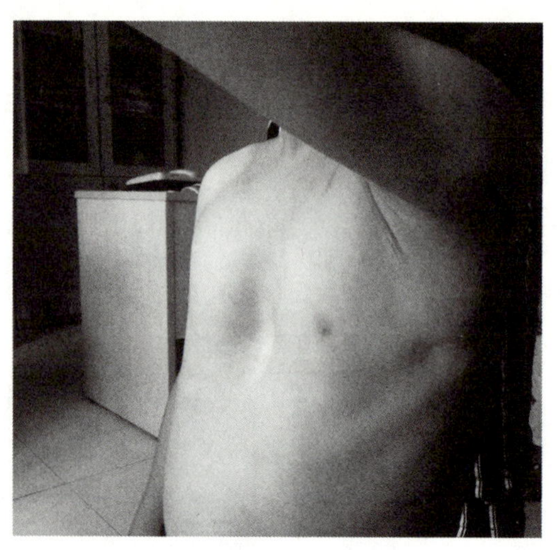

图 1－11　膈疝传统开胸手术术后伤口图（见附图 5）

十二、并发症、后遗症及预后

新生儿膈疝的治疗有各种并发症，需要大家充分了解。首先要知道从胎儿到新生儿的过程中，可能由于任何环节的失误导致大脑缺氧，超过 5 分钟就有可能造成脑缺氧，并有可能造成不可逆的脑损害；生后的呼吸变化可由于低氧血症，造成持续呼吸道正压而导致气胸，出现更加严重的呼吸困难。这是因为肺的发育不良，与正常的肺相比，组织的顺应性差，将用在常规正常新生儿的呼吸压力用在膈疝患儿时就有可能将肺打破，造成气胸。所以有条件的最好选用高频振荡呼吸机，它能有效控制压力，并在有限时间内送入更多的氧气。但即使十分小心，仍有可能将肺打破。在处理上若能够及时发现，并对症处理，多能化解不良的影响。微创手术中的穿刺可能会戳到肺、肠管、胃、脾脏等，甚至可能伤及大血管，所以在术中复位时需要尽可能地减少不必要的操作，尽可能一次性将疝内容物送入腹腔。胸腔镜下的操作由于精细，明显地减少了肠管损伤和并发症的发生，这也算是微创的优势。对于肺发育不良的、膈肌发育差的，术后均有可能复发，复发率约5%，其原因是多方面的。最主要的还是肺发育和膈肌发育差所致，与术者操作和使用器械、材料等不当也有一定关系。术后还可能会发生一系列后遗症，如术后因为肺发育差，迟迟撤不了呼吸机，产生呼吸机相关性肺炎，并导致呼吸机依赖等恶性循环；或因为肺发育差，造成氧依赖；也可能因左肺发育差，造成胸腔积液；肺发育得不好，宝宝要努力呼吸，肋骨都比较固定，只有胸骨那里比较软，于是每次呼吸都顺应性地下陷，久而久之，就形成了漏斗胸，需要后续治疗。

至于预后，绝大多数的预后都是良好的，相信大家也都理解，预后的好坏其实与肺发育的程度、是否有肺动脉高压、一体化管理中是否有脱节情况等均相关。归根结底取决于膈疝患儿本身肺发育与膈肌发育的程度。疾病发生的孕周早，肺受压严重，就长得不好，预后可能就差，缺损大，缝补的张力大，以后复发的概率就会高；反之，疾病发生的孕周晚，肺生长受限程度就低，肺就长得好，预后较好，缺损小，补起来的膈肌也不容易再撕裂。

第三节　胎儿膈疝当前存在的问题

尽管前面已经将胎儿膈疝的有关问答进行了分析和总结，

但实质上对胎儿膈疝问题我们知之甚少，尚有许多问题还没有办法解决或者根本就不了解，当然也是因为受到现有的社会环境和各种行政管理的约束。下面所提出的问题仍然需要得到重视，并想办法解决。

一、关于胎儿膈疝的医学伦理问题

由于接诊胎儿膈疝的医生大部分是非小儿外科或新生儿外科医生，所以妈妈们经常要面临医生提出的引产建议，这是基于保护母亲安全，但对胎儿膈疝并不了解而作出的一种保护性处理。由于胎儿膈疝死亡率高、手术风险大等以往的经验和认识，同时胎儿膈疝处理的标准不明确，也为了避免出现医患矛盾，医生提出了对自身具有保护倾向的防御性建议，站在非专业的医生角度是完全可以理解的。所以在决定继续妊娠还是引产时，应充分地评估肺发育的程度，结合妈妈的自身背景和条件，慎重选择才是正确的。这要基于胎儿膈疝的伦理学来判断和作出选择，在最大限度保护母亲安全的同时，使有疾病的胎儿获得最大利益。

胎儿膈疝从伦理上首先可以确定妈妈是安全的，整个孕期过程中，不会因胎儿膈疝导致母亲身体出现问题；其次在生之前由于胎儿在宫内不需要用肺呼吸，所以胎儿的生长发育是良好的，除了肺发育不良外，胎儿在出生前也很少有早产或其他发育问题。因此胎儿膈疝在孕期只需要进行定期的管理，同时需要积极面对生时及生后的治疗风险。

对于产前诊断医生和胎儿专科医生来说，让胎儿的父母充分了解和认识胎儿膈疝的风险和可能性，如实地告知胎儿膈疝的真实情况和可能需要面对的各种生后问题，是胎儿医学伦理必须完成的步骤。但当前的医疗架构，很少有产科或产前诊断医生对胎儿膈疝作出准确的分析和判断。而小儿外科医生往往只能说生后可以治疗，但由于自身的局限，不能对从胎儿到新生儿的过程进行整体评估和解读，不能给出较确切的意见和方案，导致选择引产和救治率下降，同时也突显了我国现有的医疗法律和法规需要完善，不要让医生作出有违医学伦理的决定，希望能引起大家的重视。

从上述介绍可以了解到，大部分膈疝胎儿都是无须引产的，但当前在我国的医疗架构中，被动引产现象仍然普遍存在。不管孕周大小，只要发现胎儿膈疝，引产是必然选择，这显然不符合医学伦理。父母的意见没有得到充分的尊重，至少应该让父母充分了解胎儿膈疝这种疾病后，根据各个家庭的背景和对胎儿的期望等，由父母自己作出选择。希望胎儿是在正确的医疗背景下，得到贯穿人文、伦理的专业诊治，从而杜绝没有专业医生指导的引产现象的产生。

二、关于胎儿膈疝引产

遵循胎儿膈疝不引产的原则或在专业指导下的评估和管理。当产前 B 超发现可疑膈疝后，需要在当地的三级产前诊断单位确诊，即需要在有资质的医院，如省级人民医院或三级保健院等进行两次以上的超声确诊。针对胎儿膈疝的转归，需要对胎儿进行风险评估，采取考虑母亲安全和胎儿利益最大化的临床处理原则来解决问题，这不仅仅是以某个专科的意见为主导，而是以胎儿为中心来进行临床判断和处理。评估的内容包括：首先，明确是否有膈疝，并且明确膈疝的位置以及疝内容物，同时明确是否合并有其他先天性异常；其次，对明确为膈疝的进行严重程度评估，判断预后（发现时的孕周，即发现越早，肺发育越差，则预后差，一般在25周后发现预后会好；是否有肝脏疝入，有的话预后也差；羊水过多的程度；肺发育的检查指标，包括LHR、O/E LHR等）。对于轻中度膈疝，预后良好，存活率可达70%以上，重度膈疝的预后欠佳，病死率高达90%以上。在充分告知胎儿父母病情后，由胎儿父母作出选择。当父母仍然选择终止妊娠时，引产的决定至少应该由两名以上的副主任医师确认后，才可行引产手术。对于重度胎儿膈疝，如果想要孩子或想进一步了解或争取要孩子，则需要在32周前对胎儿做评估，并在32周前行胎儿宫内治疗，才有机会使胎儿获得生存。

目前在全国各大医疗中心都有胎儿医学多学科中心，但在对胎儿膈疝的评估和处理上往往并不能给予准确的评估和意见。由于多学科中心对胎儿膈疝给予的意见太悲观，不能准确判断胎儿膈疝的实际情况，而最终导致引产。所以在此叮嘱胎儿父母，引产只是最后的选择，毕竟胎儿已经成人，生命的脚步还没有停止。

三、关于肺的容积比

在胎儿膈疝的整个疾病发展过程中，最重要的就是肺发育问题，肺发育的情况是决定胎儿生存率的最重要因素。产前超声对膈疝胎儿肺发育情况的评估有多种方法。Metkus等首次提出应用超声检测肺头比（Lung area to head circumference ratio，LHR）进而评估肺发育情况并预测胎儿预后。LHR 是衡量胎肺发育不良程度及评估出生后发生呼吸衰竭危险度的参照指标，通常截断值为 1.0。妊娠 24～26 周时，LHR >1.4，则提示预后良好；LHR <1.0，则预后较差；LHR <0.6，则死亡率为 100%。

最原始的 LHR 是指在四腔心平面获得对侧肺的最长径和它的垂直线两者的乘积为肺面积，头围在标准的双顶径平面测量，肺面积除以头围，即肺头比。随后，提出两种不同的测量肺面积的方法，一种为前后位法（AP 法），即沿胎儿锁骨中点的垂直线和它的垂直线的乘积为肺面积；另一种为肺轮廓追踪法，即人工手动沿着右肺画出的轮廓即为肺面积。肺轮廓追踪法是误差最小的方法，是测量肺面积最有效的方法。所以有的妈妈会有疑问，为什么在不同的医院检查得到的结果不同，这可能是受测量方法不同的影响。

由于 LHR 要受限于胎龄的影响，Deprest 等和 Jani 等在此基础上提出了实际测得 LHR 与期望 LHR 比值法（O/E LHR），O/E LHR 是当前国际上认为临床普遍采用评判胎儿预后的一种较准确的方法，在妊娠 22～23 周与 32～33 周时预测，可信度最高。如果 O/E LHR >45% 或者 O/E LHR 为 36%～45% 的肝下型膈疝合并有轻度肺发育不良，存活率达 75% 以上；如果O/E LHR 在 26%～35% 或者 O/E LHR 在 30%～60% 的肝上型膈疝合并有中度肺发育不良，生存率为 30%～60%；如果 O/E LHR 在 15%～25% 的膈疝合并有重度肺发育不良，生存率约为 20%，其中肝上型膈疝较肝下型膈疝预后更差；如果 O/E LHR <15%，则预后较差，死亡率 100%。

四、核磁共振对胎儿膈疝的作用和安全性

1. 核磁共振的优势

1983 年 Smith 等最先将核磁共振应用于显示胎儿的宫内情况后，相比于超声诊断，核磁共振对于诊断胎儿膈疝有不可比拟的优势。首先，核磁共振视野大，能较好地从矢状面、冠状面以及横断面成像，且不受胎儿体位、孕妇体型等的影响，软组织分辨率高，矢状面和冠状面能较清晰地显示整个膈肌是否完整，能根据不同结构的不同特征性信号在同一平面区分胸腔和腹腔的结构，对于超声诊断困难的肝疝入或肠疝入的膈疝胎儿，明显减少了漏诊或误诊率。其次，近年来，随着高速和超高速核磁共振机的引进以及技术的改进，高速、超高速核磁共振机以及核磁共振扫描新技术的临床应用，缩短了扫描时间，减少了胎动以及母体呼吸等造成的伪影的干扰。最后，相比于超声诊断，核磁共振能更准确地测量膈疝胎儿的肺容积，评估肺发育不良情况，并且不受测量时间以及测量技术人员的影响。所以核磁共振是胎儿膈疝的必要检查手段，对预测胎儿未来结局意义重大。

2. 核磁共振的影响因素

核磁共振的三大影响因素：①静磁场的作用—射频脉冲使组织温度升高；②磁场的时间变化效应（射频磁场电流导致的感应现象），时时变化的梯度磁场产生周围神经刺激症状和噪音；③射频磁场产生的热量（射频脉冲引起的热量）：设备控制辐射吸收比率 SAR <3W/kg，至今未发现短时间暴露于磁

场对胎儿发育有害。目前大多数学者认为在妊娠前 3 个月胎儿进行核磁共振检查要慎重。因此期处于胚胎形成和发育阶段，应尽量避免外来刺激和干扰。国际辐射防护协会下属的国际非电离辐射委员会、核磁共振协会安全委员会及英国全国放射防护委员会对胎儿的核磁共振检查作出了相似的推荐意见，即“虽然无证据表明哺乳动物的胚胎对系统的磁场敏感，然而仍需要收集更多关于孕期核磁共振的数据，推荐对孕妇的选择性核磁共振检查应在孕 3 个月以后”。美国 FDA 也建议妊娠 3 个月后再进行核磁共振检查。因此对怀孕 3 个月以上的孕妇必要时可进行核磁共振检查。这也是妈妈们普遍关心和担心的问题。

3. 核磁共振孕期选择

孕早期（12 周以前，即第一个月至第三个月）：禁止做核磁共振检查；

孕中期（12～28 周）：一般 20 周以后做比较好，20 周以前不推荐做；

孕晚期（28～40 周）：可以做核磁共振检查。

4.“四不”原则

进行核磁共振检查时，不使用镇静剂，不使用对比剂（因为动物实验证明 Gd-DTPA 可通过胎盘，轻微延缓动物发育），不要求孕妇屏气，不使用各种门控，如呼吸门控与心电门控。

5. 核磁共振评估胎儿膈疝的意义

用核磁共振评估肺发育情况主要依据总肺体积实测值与预

测值的比值（O/E FLV）。O/E FLV <29% 时为极重度膈疝，存活率不足 10%；O/E FLV 在 29% ~31% 时为重度膈疝，存活率在 10% ~30%；O/E FLV 在 32% ~39% 时为中度膈疝，存活率在 30% ~80%；当 O/E FLV >39% 时为轻度膈疝，存活率达 80% ~100%。

由于膈疝胎儿个体的肺体积在妊娠期间的变化差异极大，存在增大、减小以及稳定不变三种可能。与正常胎儿相比，膈疝胎儿不仅肺体积较小，而且肺每周生长率也较正常胎儿低，产前最后一次预测效果最佳。对于应用肺体积在临床上评价，尚在试验初期，目前仅做内部资料和对比参考，未在临床普遍使用。

但是核磁共振也有不足，对于胎龄小于 20 周，体积小且胎动频繁的胎儿，核磁共振仍难以清晰显示胎儿的解剖结构。并且由于核磁共振设备价格昂贵，没有超声普及，因此目前不作为产前筛查的首选手段而仅作为膈疝的辅助检查。

五、胎儿膈疝孕周的不同阶段变化和治疗方法

胎儿在宫内由于依靠的是脐带和胎盘供氧，所以肺发育不全并不会危及生命，除非受压迫导致胎儿水肿，但因为疝入的多是软组织，所以临床上胎儿水肿较其他胸腔占位少见。

孕晚期发现的膈疝通常为轻中度（结合前文的 LHR、O/E LHR 评估），这部分胎儿仅需要密切随访胎儿超声，待足月分娩后再进行治疗。孕 25 周前发现、产前评估为重度膈疝提示胎儿合并严重肺发育不良，预后较差。处理原则要结合妊娠月份来决定。如胎儿 <24 周，父母可选择宫内治疗或终止妊娠；

重度膈疝胎儿，即 LHR <1.0、O/E LHR <25%和 O/E FLV < 25%，预后差，病死率高，家长迫切需要救治时可考虑进行胎儿手术。

对于高危或重度胎儿膈疝产前常规应用皮质激素促进肺发育成熟，尽管循证医学证据不多，但因临床上简单、安全可作为其治疗基础。在孕妇怀孕 28 ~ 32 周，使用地塞米松 5mg，每天两次，连用两天。因无明显的副作用，所以可以在门诊选择应用。

六、胎儿膈疝发病率及诱因

胎儿膈疝通常是散发的，发生率为 1/5 000 ~ 1/2 000。仅有不到 2%的先天性膈疝为家族性发病，单纯的先天性膈疝在兄弟姐妹中的再发率为 2%。由于胚胎左侧胸壁皱褶关闭较右侧晚，所以膈疝发生在左侧多于右侧，左侧约占 85%，右侧约占 13%，左右双侧占 2%，右侧膈疝的预后较差。根据膈疝发生的部位分为胸腹裂孔疝、胸骨后疝和食道裂孔疝，其中以胸腹裂孔疝最常见，占 70%，因其发生的部位在膈肌的后外侧，所以也称为后外侧疝；食道裂孔疝占 27%，胸骨后疝占 2% ~3%。

膈疝的发病机制尚不清楚，目前有几种假说备受争议：①膈肌发育不良假说：传统观点认为，疝内容物经膈肌缺损处疝入到胸腔后挤压肺组织，导致肺发育不良，进而纵隔和心脏也受压移向对侧，挤压对侧肺组织，继而导致继发性的双侧肺发育不良，最终引起持续性肺动脉高压。②肺发育不良假说：膈疝的肺发育不良可能是原发性的，膈肌缺损可能是并发症，甚至继发于肺发育不良。③“双重打击”假说：一方面，在膈形成之前，各种因素包括遗传或环境因素作用于胎肺引起肺发育异常；另一方面，腹腔脏器通过缺损处疝入胸腔后，挤压同侧肺，引起肺发育不良，阻碍胎儿膈疝侧肺的呼吸运动，两者共同导致了肺的发育异常。这也解释了膈疝容易复发的原因和部分被评估为轻中度膈疝最终预后不良的原因。

很多研究显示分子遗传学因素和环境因素在膈疝的发病机制中起重要作用。膈疝单独的致病基因尚未找到，但很多候选基因被发现，如 NR2F2、CHD2、DISP-1。当然，关注最多的是维 A 酸信号通路在膈疝中的作用。所以我们临床上建议服用多种维生素，特别是维生素 A。

七、关于胎儿右侧膈疝和胸骨后疝

1. 关于胎儿右侧膈疝

在胎儿膈疝中有一小部分是右侧膈疝，约占 13%。通俗地讲，发生在孕早期（小于 24 周）或右侧膈疝，一般预后都较差，但其实需要具体情况区别对待，它同样需要通过计算肺发育的不良程度才能判断其风险。有时将右侧膈膨升误诊为右侧膈疝时，往往造成不必要的恐慌和引产。

由于右侧膈肌下是肝脏，所以常见的右侧膈疝是以肝脏疝入为主（见图 1－12），也可以是肠管和肝脏同时疝入，或者是肝脏未疝入，肠管疝入。产前超声检查会发现，右侧胸腔有肠管或肝脏回声。当有肝脏疝入时常称为肝膈疝，其预后较差，可以通过计算肝脏的总体积和疝入体积比，或计算左肺面积的肺头比来判断肺发育受影响的程度，也可以通过核磁共振检查，以胎肺左右侧发育情况作出判断。肝脏是一个实体器官，当右侧肝脏疝入后，由于胎儿 28 周之前肺组织还没有完全发育好，而肝脏又因为无膈肌的限制，在右侧胸腔内生长没有受到任何限制，所以可以生长得很快，并挤压心脏和纵隔，限制肺的正常发育，这也是右侧膈疝较左侧膈疝严重的原因。

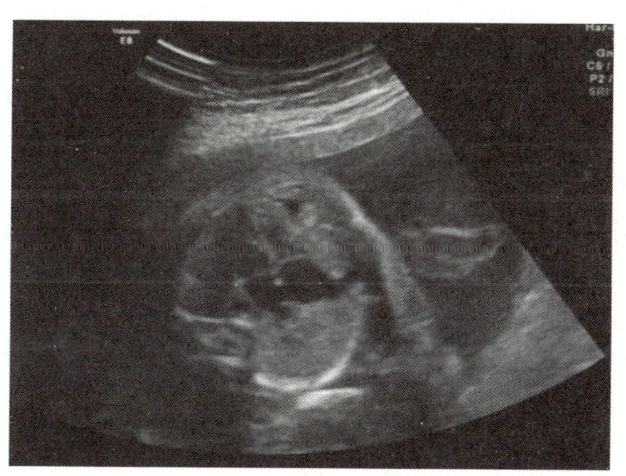

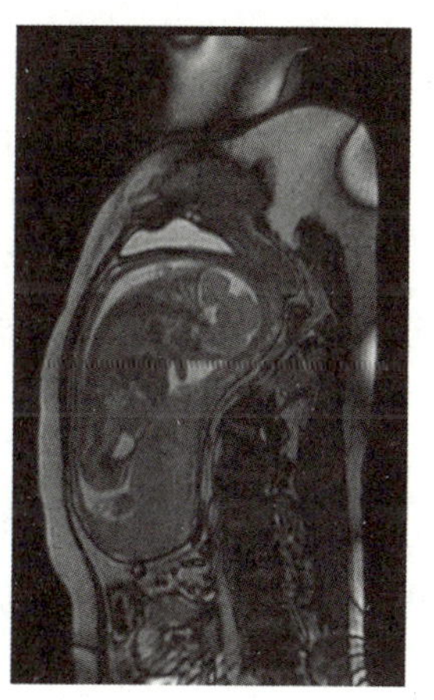

图 1－12　右侧膈疝，疝内容物为肝脏

在这里需要重点强调，右侧膈疝需要与膈膨升做鉴别，因为膈膨升是有一层薄薄的膈肌覆盖在肝脏上方的，所以它可以限制肝脏向胸腔的无限制疝入。在检查时膈肌高度也是鉴别两者的指标，肝膈疝的膈肌高度较高，使右侧肺几乎看不到，而膈膨升通常可以见到明确的右侧膈肌缘和右侧的部分肺发育，所以右侧膈疝与膈膨升是可以在产前进行明确鉴别的。二者在进行肺头比测量时可以明显地看到，膈膨升的肺头比均为轻中度，而肝膈疝的肺头比多为中重度。在围产期的处理上，肝膈疝需要在分娩时进行气管插管和呼吸机支持，而膈膨升通常不需要呼吸机支持。

肝膈疝在生后的治疗上，若能维持生命征大于 48 ~ 72 小时，治疗的预后也是良好的。但由于肝脏的疝入，右侧膈肌发育往往很差，常常是整个右侧膈肌缺损，所以治疗多要选用补片（一种人工材料）来修补，且术后复发的概率较左侧高，其道理如上所述。

2. 关于胸骨后疝

在膈疝中，有一种病理情况既不是在左侧也不是在右侧，它是在胸腔的中间，即在纵隔的位置出现的疝。而纵隔分为前纵隔、中纵隔和后纵隔，中、后纵隔为心脏和食道，前纵隔是胸骨和心脏的间隙，所以是一个解剖结构的薄弱部位，而在此部位有腹腔内容物疝入时，即成为胸骨后疝，它在膈疝中并不常见，常见的疝入内容物为肝脏，如图 1 – 13 所示。

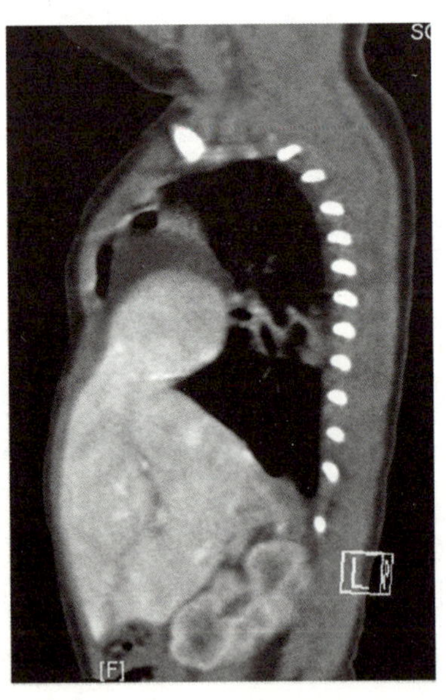

图 1 – 13　胸骨后疝

产前超声诊断膈疝时，偶有发现肝脏疝入时需要考虑胸骨后疝的可能，要能作鉴别诊断。超声下胸骨后疝往往疝入的肝脏内容不多，肺头比往往是轻度，但可以出现明显的胎儿水肿，因为疝入内容在胸骨后，疝入内容直接压迫心脏和大血管，发生胎儿心包积液或胸腔积液的概率较高。当心包积液或胸腔积液的最大径线超过 4cm 时，可以考虑宫内穿刺减压或宫内的胸腔—羊膜腔内引流术，达到减压的目的。但必须明确引流术要在胎龄 32 周前进行，因为大于 32 周就可以选择分娩后的围产期处理。

胸骨后疝虽然会导致胎儿水肿，但对肺发育的影响不大，所以测量肺头比时，多为轻度或中度，影像学下可以清楚见到双肺发育良好，所以胸骨后疝总的预后是良好的。但在孕早期和中期出现胎儿水肿时需要慎重的处理，如果孕晚期发现胎儿水肿则必须选择分娩后的围产期处理，选择有资质的三级医院进行分娩，在新生儿监护病房和新生儿外科的协助下，在产时进行穿刺减压后断脐呼吸，及时建立气管通道，给予镇静和快速的肺部张开，必要时可以用肺表面活性物质。由于胸骨后疝的肺发育基础良好，对于没有合并胎儿水肿的可以不需要围产期干预，甚至不需要气管插管和呼吸机支持，生后尽快确诊并进行外科治疗，预后是相当良好的。

八、膈疝的微创问题

胸腔镜微创手术不同于传统的开胸手术，是一种更先进、对技术要求更高、创伤更小的手术，同开胸手术对比，具有术后伤口愈合快、美观、安全、可靠的优点。一般仅需在胸壁建立三个操作通道，伤口大约5mm，穿刺入筷子粗细的中空的穿刺装置（trocar）后置入胸腔镜或器械，建立观察通道和操作通道，手术医生通过放大的显示器观察胸腔内的术野，在体外操作器械完成手术。但小儿的胸腔镜微创手术要求较高，特别是小于一岁的婴幼儿，胸腔空间有限，麻醉呼吸控制要求高，在胸腔内要维持一定的压力使操作空间得到暴露等都增加了小儿胸腔镜微创手术的难度。随着器械的更新和技术的进步，穿刺孔的数目逐渐减少，最少的可以经单孔完成手术。因为创伤小，观察视野又全面，已经成为一种潮流和趋势，以后将越来越多地出现在各类手术中。

在新生儿膈疝的手术中，如新生儿生命征稳定或在呼吸机控制下能够满足手术的基本要求就可以考虑微创手术。而对于紧急情况下的处理或生命征处在不稳定状态的婴儿，不考虑微创手术。因为尽管手术很清楚，但相对时间会长，约为1小时，而开胸或开腹处理，仅需要半小时。

在选择是做腹腔镜还是胸腔镜行膈肌修补术上国内外已经做了大量的对比研究，认为胸腔镜在修补膈肌术上远比腹腔镜简单和安全，所以目前大多以胸腔镜来完成手术。若手术中出现麻醉情况不好，或需要尽快结束手术而采取中转开胸手术，则需要果断把握和判断。在胸腔镜下缝合膈肌时，由于最后膈肌角处在镜下的死角或角度太小，在使用器械缝合时无法操作，所以我们会采用自胸壁外进针，在胸腔内缝合膈肌后，再将线结打在胸壁外，虽然有皮肤凹陷，但不影响预后和美观。

九、新生儿膈疝手术复发问题

膈疝手术后复发是一个较常见的问题，通常术后复发率约为 5% 。膈肌修补术后，短期内修补完整的膈肌出现破损，腹腔内容物再次经破损疝入胸腔；或者膈肌并未出现破损，但是整体上抬超过 2 个肋间的距离，叫作复发。

为什么会复发，以后还会不会再复发，有没有什么措施能够避免复发？首先复发以后最大的影响是患侧肺受压张不开，肺组织张不开，不能进行有效的气体交换，静脉血不能转换成动脉血，宝宝的血氧饱和度受影响，出现呼吸急促或困难。其次忽然出现的复发往往有诱因，比如呕吐或者剧烈咳嗽、哭闹后，宝宝忽然出现口唇发青、呼吸急促、张口呼吸或者点头样呼吸，感觉好像喘不过气来一样。同时可能出现合并的症状，如呕吐，因为膈疝复发，胃或者肠管进入到胸腔里，胃肠道内容物排出不顺畅，就会出现呕吐。有些可能是逐渐出现症状，比如缓慢进行的膈肌上抬，初始的时候可能不会表现出症状，上抬到一定程度后，宝宝才表现出缺氧的症状。

因为该病复发的原因如上所述，所以一旦复发，吃药打针都是没有用的，只能尽快到医院进一步明确诊断和治疗。很多家长肯定也有疑问，复发了，是不是因为上次手术没做好？不然怎么会复发？简单来说，膈肌就是把胸腔跟腹腔分隔开来的一层肌肉，发育好的膈肌，很结实完整，能够扛得住腹腔的压力，不会在腹压增高的时候（如宝宝呕吐或用力大便）就裂开。但是先天性膈疝宝宝的膈肌都是发育不良的，有的是缺了一大块，有的虽然完整，但是薄得只剩一层膜，经受不了压力。虽然我们医生会进行修补，缺了一大块的，会把破的地方拉到对面缝起来，但是，本来就材料有限，缝补的时候张力很大，勉强补好了，还要承受来自腹腔的压力，尤其遇上宝宝时不时地呕吐或者剧烈咳嗽等腹压增高的临时状况，也就导致了膈疝的复发。缝补得不好当然也是其中一个复发因素，但不是最常见的。就像一件修补好的衣服又破掉了，很少是在原位破掉，而是在缝补的边缘，这是一样的道理。在第一次手术的时候，缺损特别大的，缝补起来张力也就特别大，这个时候我们会考虑使用补片，这样的话术后复发的概率就会小得多。可能有人还会问，那这样的话干脆都用补片好了，不就不容易复发了吗？其实补片再好，毕竟不是自己身上的材料，而且也不会随着生长发育跟着变形长大，还是有潜在的各种风险，所以，除非张力特别大，一般能够拉住缝起来的，都不用使用补片。对于复发的膈疝，往往都是膈肌发育不好的，为了保险起见，二次手术使用补片的机会就会大很多，但是即使如此，仍然不能保证以后一定不会复发，通常第三次复发的概率大约为0.5%，但因为肺的发育都代偿过来了，所以大多没有生命危险，风险主要来自于手术治疗本身。

十、膈疝患儿长大后的生活质量

很多家长会问到膈疝患儿长大后的生活质量问题，这个问题很难回答得全面，但又是一个必须面对的问题。膈疝治疗的影响因素太多，我们现在只能根据手术中见到的肺发育情况和手术后肺复张的程度作大概估测。我们知道，膈疝有轻度、中度、重度之分，其出生后的生活质量肯定与膈疝的程度相关。而且，提到长大，必然是那些经过手术治疗又能够顺利存活下来的患儿，轻中度占大多数，重度的有少数，极重度的往往就没有这个机会了。对于轻中度的患儿，肺的发育一般相对较好，这里的较好，是相对而言的。跟正常新生儿相比，先天性膈疝患儿的双肺都有不同程度的先天性发育不良。这是因为在孕期，膈疝胎儿的左肺受到疝内容物的挤压，生长发育受到限制；同时因为疝入的内容物较多，本应位于左侧胸腔的心脏被推向右侧，因此右肺也受到不同程度的挤压。手术以后，不仅解除了对双肺的压迫，同时给予充裕的空间让它复张生长，而最终能够长到多大，跟正常新生儿有多大差别，本质上取决于这个宝宝先天性肺发育得如何。通常宝宝肺的发育从胎儿一直到8岁才完成，因此膈疝术后仍然有时间和空间使宝宝的肺发育达到正常成人的标准。这里说的生活质量，应该单指将来的身体素质，如一个运动员全力爆发时，对肺功能的要求，一个普通人可能很难达到；但是一个运动员的正常行走、慢跑等日常运动，对肺功能的要求，相对于一个普通人来说也是可以做到的。如果你不苛求你的宝宝将来成为专业运动员，那么宝宝的肺应该也是够用的了。所以通常膈疝术后的宝宝生活质量都是和正常人一样的。

第四节 胎儿膈疝的典型病例介绍

在我写下这10个真实案例之前，需要郑重地声明，我是怀着十分虔诚的心情，将我在近几年的胎儿膈疝诊疗中最经典的故事呈现给大家，每一个故事都将我步步带入到这个全新的领域——胎儿膈疝的诊断和治疗中。如果所述案例对当事人有所冒犯或勾起痛苦的记忆，请给予谅解。我是真心地希望用事实来告诉大家，当一个新生命即将来到这个世界的时候，即将为人父母的喜悦，对未来新生活的憧憬，整个大家庭的欢乐，都是人间最美好的画面。而当胎儿出现问题时，我们每个人，由于自身的生活环境和背景的不同，由于文化和民族的不同，产生的对生命理解和认识的差异，给我们带来的是人间的喜怒哀乐甚至是痛苦。新生命的到来，是上帝的赐予，是爱情的结晶，尽管他还不会直接表达，尽管他将面临人间的磨难，但他是顽强的，是勇敢的。每一个怀有膈疝胎儿的妈妈都几乎经历了人生中的一次重大命运的抉择，尽管痛苦，但是有人尝到了苦尽甘来的幸福，而有人却不得不屈服于它。宝宝的诞生将给每一个家庭带来幸福和欢乐，他是家庭的纽带，他的结局和转归牵动着多少父母的心。命运让我有机会去捍卫新生命的权利，把握胎儿的命运，它既是我工作中的一部分，也已融入了我的生命中，并将影响我的终生。它使我对生命的意义有了新的定义，使我成为捍卫胎儿新生命的保护者。不管未来的路有多少艰苦和困难，我都会一如既往地走下去，也希望更多的有志者加入这个行列。除了本篇列举的 10 个案例外，还有许多感人的、激动人心的案例，限于篇幅就不一一赘述了。

一、胎儿膈疝的启蒙

从事小儿外科工作三十余年，尽管经历了数百例小儿膈疝手术，但第一次认识胎儿膈疝还要从十多年前说起。

十多年前的一天，正常日班门诊遇到一怀孕 5 个月的妈妈前来求助，院外的产前超声检查怀疑有胎儿膈疝，希望我能提供一个明确的诊断和诊疗信息。虽然当时我已经开始关注胎儿发育异常的产前诊断并已经处理了多例胎儿肠及腹壁发育畸形的病例且获得成功，但对胎儿膈疝的诊治还是第一次。这位妈妈说，是通过朋友介绍专门来找我的，说我能帮他们解决问题。对于生后的新生儿外科治疗我已经处理了很多案例，且多有成功的，但对胎儿膈疝还只是略知一二，并不能给予太多的咨询意见，对胎儿膈疝是否需要宫内治疗、宫内需要做何种处理和管理、生后是否有风险及生后是否需要紧急手术治疗等问题还是无法明确的回答，但宝宝妈妈的迫切希望给了我一探究竟的动力。

当时我首先想到的是安慰这位妈妈，尽量让她心里平静下来，在她来到我这之前，她已经咨询了多个产科或产前诊断医生，心理上已经承受了相当大的打击，情绪几近崩溃，希望能在我这得到肯定的可以要宝宝的答复。为此，我内心很自然地希望能够帮到这位妈妈，我用我仅有的知识给她进行讲解和分析。尽管当时我对胎儿膈疝的认识尚不清楚，也没有作风险评估，仅凭小儿外科治疗膈疝的经验和家属进行有效的沟通。虽然我的分析比较粗糙，不具备胎儿医学专业的标准，但相比非专业的产科或超声科医生来说还是要专业一些，至少我可以给她一些手术治疗的信息和治愈的信心，并坚持生下来可以得到较大的手术治愈机会。为此我让她定期进行产前超声随访观察，并确定来我院进行分娩。

幸运的是胎儿足月后正常出生，经过简单的吸氧，呼吸即达到相对稳定，于是在亚急性处理下完成了传统的经腹开放膈肌修补术，手术过程也特别顺利，与我以往处理小儿膈疝并无太大的差距。这使我对胎儿膈疝的治疗充满信心，也使我对胎儿膈疝有了一个初步的认识。多年后，我已经知道，胎儿膈疝其实并不简单，这一例仅是胎儿膈疝中的轻度病例，而后来的遭遇让我尝到了苦头。所以对胎儿膈疝我们不能仅仅局限于诊断，还需要明确诊断的类型、肺发育的程度及相关的胎儿异常排查。

在小儿外科的发展历史中，膈疝的治疗，一直处于新生儿外科急诊范畴，而从今天的胎儿膈疝治疗可以看到，胎儿膈疝需要胎儿学的基本知识，又需要外科治疗膈疝的临床经验，但更重要的是掌握胎肺发育的基础和对胎儿循环与新生儿循环转变中的肺动脉高压的认识。经历了此例产前诊断的实践，体会到膈疝在胎儿期就可得到诊断，并可早期进行有效的跟踪和管理，胎儿分娩前可与家长进行咨询和沟通，达成默契，让家长对未来宝宝可能出现的结局有充分的了解和未来需要面对的现实结局。该案例也使我从此关注胎儿膈疝，可以算是早期对胎儿膈疝的启蒙，结束了我对胎儿膈疝的无知。它不仅仅是新生儿外科急诊的概念，也是胎儿学概念、小儿胸外科概念、新生儿重症监护病房概念等，而且可以早期在宫内对胎儿进行诊断和分析，开启了我对胎儿膈疝和小儿膈疝的整体认识，使我初步意识到从胎儿到新生儿的一体化管理可以进行无缝链接，而其中最重要的是胎儿膈疝的产前超声影像和生后的结局。经过此例胎儿膈疝，使我改变了以往的小儿膈疝的诊断模式，开启了胎儿和小儿膈疝的一体化管理模式。

二、医学的无奈

2013 年我院成立胎儿医学科，我接触的胎儿问题自然就越来越多了，胎儿膈疝问题的咨询也就成了我工作的一个主要内容，对我来说既是肯定了我的工作，同时又是一项挑战。未来的胎儿医学研究和认识，既是荆棘密布，又是道路坎坷。

开科不久，某天我在门诊接待了一位高龄孕妇，年龄42岁，孕2产0，现在的再孕，被诊断为胎儿膈疝，无论如何都希望能保住胎儿。来到我门诊时已经是怀孕28周了，经过我院超声诊断评估确诊为胎儿右侧肝膈疝，LHR0.8，是一个相当糟糕的数值，当时我们还没有O/E LHR的概念，仅仅凭着LHR确定胎儿的肺发育相当差，意味着是重度胎儿膈疝。根据诊断结果，她的胎儿的成活率很小，经过咨询了解到，夫妻双方都属于贫困家庭，丈夫是一个普通的发型师，在理发店理发兼做美发的培训，但随着年龄增大，青睐他手艺的人越来越少，追求时尚的潮流逐渐使他面临着淘汰和下岗的风险；妻子在工厂打工，因为怀孕已经在家待业，家庭面临着巨大的经济压力，希望能有一个孩子来为这个家庭增添一定的活力。这位孕妇私下对我说：“俞教授，希望你能帮帮我，若这个孩子要不到，我这个家庭就散了。”因为没有这个孩子就没有了家庭的纽带，所以现在这个孩子是他们的一线希望，夫妻双方都渴望有自己的孩子。面对现实，我还是希望有机会能帮她治疗的。但是现实总是那么残酷，经过总体评价，胎肺发育极差，是属于需要引产或进行胎儿宫内治疗的类型。

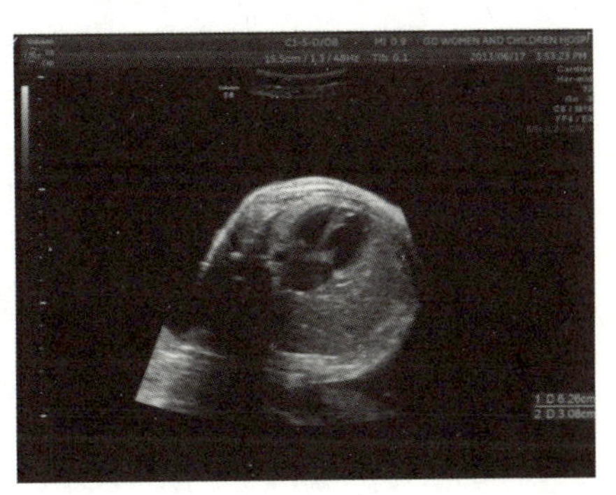

图1－14　怀孕28周，右侧膈疝，疝内容物为肝脏，LHR0.8

医学就是这么的无奈，当时胎儿宫内治疗尚未开展，以他们的经济能力很难做太多的高费用的检查和治疗。经过沟通，胎儿父母还是强烈要求继续妊娠，鉴于手术风险极高，又有经济困难等，在反复向家长强调生后治疗的风险后，我只有负责任地向医院领导及有关部门作了汇报，经领导研究认为胎儿的死亡风险太高不建议分娩，建议引产和放弃继续妊娠。现实的局面使得我左右为难，一方面我希望能尽我所学为其提供最好的服务，用我多年的临床经验帮助其有机会获得一个健康的孩子；而另一方面我必须听从领导的决定和安排，尽量减少临床上不必要的风险。对于胎儿父母来说，选择继续妊娠，无论等待的结局如何都是一线希望。由于我国尚无明确的胎儿膈疝指南，以往发生胎儿膈疝都是引产了事，很少考虑医学伦理问题，而在国外则肯定会进行宫内或生后治疗的，无论何种情况都不会选择引产。因此，对于这位妈妈的要求只能顺其自然，等待分娩后治疗。恰好在她的预产期间我要出差，为了求得自己良心的安慰，也为了对她负责，我将她推荐到另一家大型医院，因为生后的一系列治疗和抢救都需要整体的配合，为此我专门将其他医院的多个专家名字和电话写给她，叮嘱其需要时可以找他们帮忙。

预产期到了，宝宝顺利分娩随后转至专门的新生儿外科治疗并于生后第二天手术。手术过程顺利，但随之而来的肺发育不良及持续性肺动脉高压，使得孩子一直处于高危重症状态，尽管采取了很多的措施，但终因其肺发育不良，病情反复，最终出生三个月后夭折，从生后到死亡一直都是在医院里度过的。其间我多次打电话和孩子妈妈联系，了解宝宝的病情进展，同时也跟手术经治医生联系了解治疗现状。最后当得知宝宝走了的坏消息后，在我准备打电话给孩子妈妈时，我的内心很矛盾，尽管预知可能是不良的结局，但最终得到这个消息时，内心还是感受到那份沉甸甸的责任和不安。电话接通后，她给我讲述了大致的治疗经过，也表示对我的感谢，她的语速很慢，声音很沉重，我感受到孩子妈妈遭受了巨大的心理创伤，我只有不断地重复节哀顺变、重新再来。但现实真的可以重新再来吗？我心里很茫然。医生能给患者的除了医疗技术和人文关怀，还能有什么呢？该病例也给我提供了早期重度胎儿膈疝预后不良的活生生的例子，提示对重度胎儿膈疝的不良预后需要慎重，有条件的必须要考虑胎儿的宫内治疗或引产。这虽然是医学的无奈，但至少也是一种现有状态下最好的医学选择。

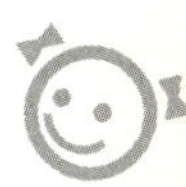

孩子走了，几个月的抢救花费了近 30 万元。虽然家属拼凑了近 10 万元，但其他的 20 万元还是通过社会和医院平账了事，为此我和我的同事也进行了捐助，尽了我们一份绵薄之力，但愿孩子走了父母还能挺住，家庭能够存在。该案例给我的启示是：重度胎儿膈疝要充分与父母沟通，明确生后需要面对的风险，尊重生命！尊重父母的决定！尽管重度，但需要结合临床，需要医学伦理的支撑，需要了解本次妊娠的胎儿背景和家长的预期，尽量从人性化的角度满足父母的不同需求和希望。

三、还需要努力

这个案例是我们早期诊治胎儿膈疝的教训。在我们胎儿医学科开科半年后，迎来了我的第一例膈疝胎儿妈妈，她来自福建，已经怀孕 35 周了，超声提示左侧胸腔可见肠管、胃泡、脾脏回声，根据我院超声诊断后，LHR2. 1，按该数据胎儿属于轻度膈疝，也就是说基本无风险，但孩子出生后可能仍然会有肺发育不良和肺动脉高压的并发症，较重度的风险要小，不需要在出生时做太多的围产期处理和治疗，包括生命的抢救措施，如高频振荡呼吸机通气和吸入性一氧化氮等。当时我们并不知道，在应用肺头比评价肺发育的时候，需要在 32 周前才有意义，所以我们得出的结论是乐观的，但实际上胎儿的膈疝是属于中度的。孩子如期分娩，生后即进入我科的团队抢救和治疗，初生的 6 个小时，孩子呼吸尚稳定，但渐渐出现呼吸困难，给予高频振荡呼吸机支持，进行高频和低潮气量的呼吸模式，以达到肺

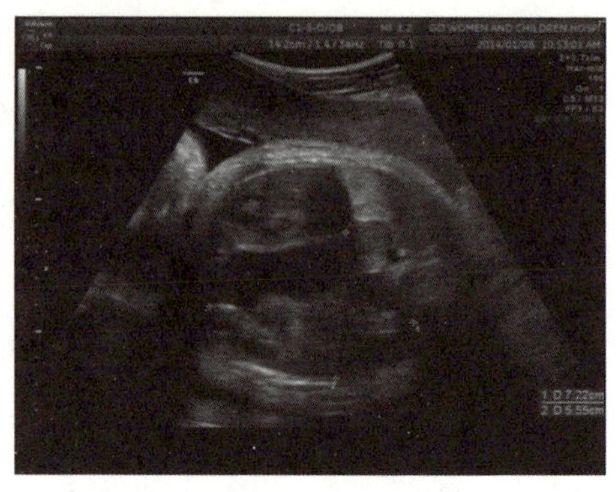

图 1－15　怀孕 35 周，左侧膈疝，疝内容物为肠管、胃泡、脾脏，LHR2. 1

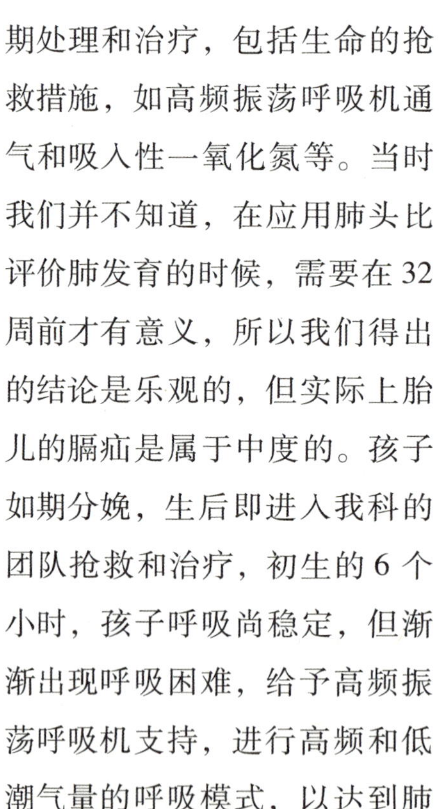

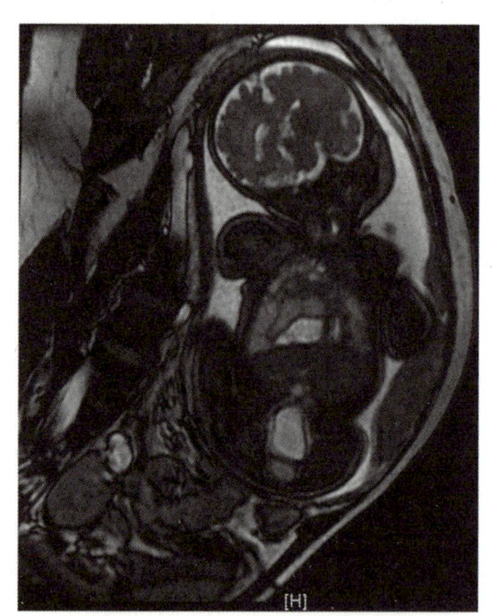

图 1－16　核磁共振结果显示左侧胸腔内可见结肠肠道影和向胸腔内疝入的小肠肠道影及胃泡影

保护，避免肺气压伤，同时由于通气频率增加，导致呼出气体减少，产生的二氧化碳潴留，这在医学上称为允许性二氧化碳潴留策略，使氧的饱和度维持在插导管前的 80% 以上。经过一系列抢救，孩子的生命征处于稳定状态，并于两天后行经胸膈肌修补术。

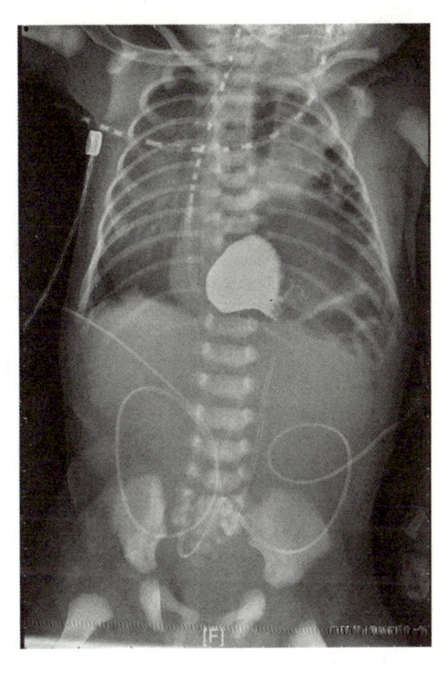

图 1 – 17　出生当天胸片

手术过程相当顺利，原以为手术后可以顺利完成康复治疗，但手术后 3 天，逐渐出现肺发育不良、肺动脉高压，血氧饱和度处于不稳定状态，经用吸入性一氧化氮和血管活性药物后症状得到改善，但持续的呼吸机支持，出现了呼吸机相关性肺炎，使得病情始终处于变化中。经过长达一个月的治疗，终于使宝宝的肺发育代偿过来可以脱离呼吸机了，但仍需携带氧气维持。尽管孩子的生命保住了，但长时间的呼吸机治疗及抢救所需要的费用上升至 10 多万元，考虑到家庭经济问题，最后宝宝带氧出院。长时间的住院治疗使得家属有些不耐烦，并开始对我们的工作产生怀疑，

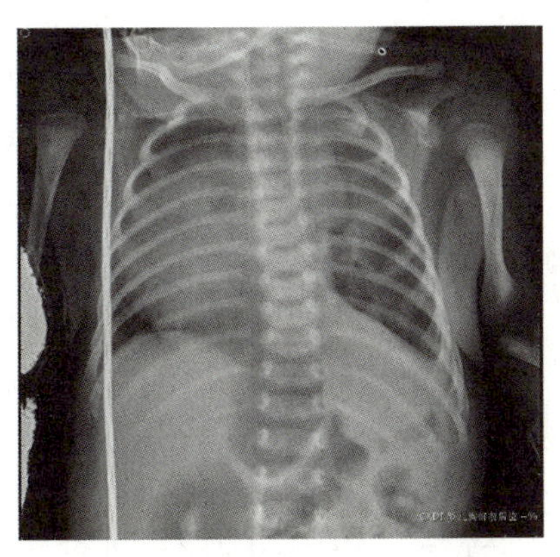

图 1 – 18　术后复查胸片提示右肺含气减少

特别是经济上的压力最终让家属对我们的工作表示了不满。为了避免医疗纠纷，由我亲自做好家属的沟通工作，尽管小心翼翼，但始终不能让家属满意。

因继发性肺动脉高压，需要相当长一段时间的药物治疗和氧疗，家属又辗转多家医院咨询和治疗，由于各位医学专家的表述有差异，家属对我们的治疗始终表示极大的不满。尽管最终孩子治好了，但因花费巨大，患者家中出现的矛盾都转嫁到对我们治疗的不满上。这是中国现有体制的真实写照，患者的巨额花费全部要一个家庭承担，确实让家庭陷入经济危机，继而表现为对医院、医生的不满。医生不仅要学好专业技术，还要与患者沟通好，努力控制和降低费用，让每一个患者得到满意的消费感受，尽管很难，但仍需要努力做到。

这个案例告诉我们，评估肺发育要在32周前，超过32周的检查不能作为诊断意见，而仅能供临床参考。肺是胎儿所有器官中发育得最晚的，在28周后，胎儿的肺组织才开始快速发育，因此胎儿的肺头比在28周后变化相当大，所以在32周后肺的发育会较前更好，而此时评价肺的发育程度意义就不大了。妈妈们需要知道的是，在评估中出现中度胎儿膈疝是因为产前形态学检查并不代表出生后的肺功能表现，二者之间不能画等号，也就导致产前咨询与出生后的治疗结果之间产生偏差，这种偏差会导致最终的判断错误。需要再次强调的是，生后肺功能的表现与产前形态学检查是不能等同的。因此，胎儿到新生儿的过程是一个紧密衔接而不能有任何差错的过程，这个过程中需要团队人员在每个环节中进行有组织的分工和配合，真正体现团队的重要性。

四、无辜的指责

随着我的胎儿膈疝工作的展开，2014 年初迎来了陕西的一对夫妇，对于他们的慕名前来，我从不敢有怠慢。第一次到门诊就诊，就对对方提供的外院检查资料进行了详细的分析，根据胎儿肠管及胃泡都疝入左侧胸腔，排除其他肺囊性疾病后，基本可以确诊为胎儿左侧膈疝。随后在我院进行了胎儿肺发育评估，经测 LHR 为 1.3，按分类属于中度，经与胎儿家长咨询和沟通，根据中度的围产评估后分析确定继续妊娠，并指导他们的生后治疗。评估和分析的结果家长是满意的，但之后却没有了音信。在随后的门诊随访中，根据其预产期，我推测宝宝应该已经出生了，但其父母怎么没有音信了呢？我负责任地进行了电话随访，由于触动了家长的伤心事，他们对我的工作大加批评和指责。原来在我院就诊后他们夫妇不放心，认为我们的结果不太可靠，辗转到上海求诊，在那边评估为重度，并在上海分娩，出生后孩子即夭折。家属认为由于我们的错误判断导致他们后续的坚持及最后的不良结局，出于人文关怀我们仍给予解释和安慰，但对方还是愤愤地挂了电话。

通过此案例我们可以看到：

（1）胎儿膈疝的严重性和风险性：无论病情轻重，一旦选择继续妊娠都需要明白可能面临的不确定风险，主观上过于乐观和没有直面不良预后的心理准备，以及对不良预后的承受力没有充分的认识是临床工作中的大忌。该案例中的父母尽管只在我院做了一次评估，但他们并没有深刻地意识到风险性，也提醒我们在工作中需要着重强调该病的严重性和风险性。

（2）任何环节中的衔接错误：即使是中度胎儿膈疝也会面临不良预后，但在具体过程中需要强调一体化的重要性。具备好的围产期和新生儿抢救护理条件的机构，是避免不必要的可控风险的保证，所以要慎重选择和解决这类复杂问题。由于家长不知道该病例在孕期管理、围产期处理和手术等环节上的具体情况，所以指责和怪罪我们显然不合理，但这也正是我们需要更加努力的方向。

（3）父母的选择和主观认识：由于小儿膈疝的治疗在很多单位都有开展，处理条件并不差，但在胎儿膈疝的诊治方面由于跨多专业和学科，很多医院并不具备条件或尚未系统开展，对胎儿膈疝的认识还只是一知半解，所以在咨询中难免出现因医生对胎儿膈疝的误解而提出不同甚至错误的意见。但实践是检验真理的唯一标准，胎儿最终出生时的处理和结局都能反馈当初的判断意见。所以既然该案例中的父母不选择来我院生产，在心理上已经对我们的临床处理不信任，一旦结果不好，就会迁怒于我们的医疗技术和能力，这与我国当前的医疗大环境有关。胎儿有问题，我们都希望能有效解决，但需要孩子父母的理解和配合，我们会用最好的技术和最好的服务满足不同需要的父母。

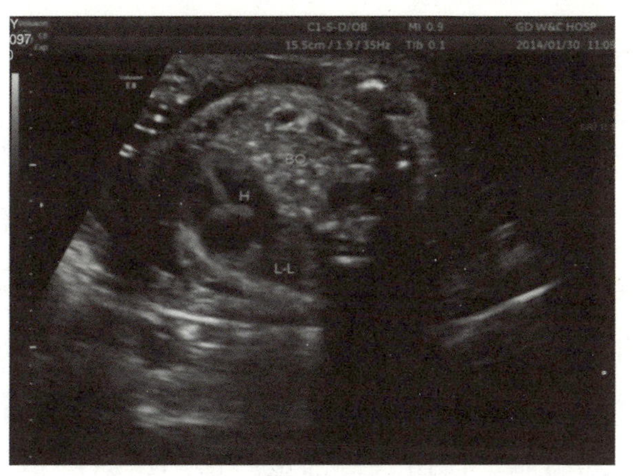

图 1－19　怀孕 26 周，左侧膈疝，疝内容物为肠管，LHR1.3，O/E LHR＝51%

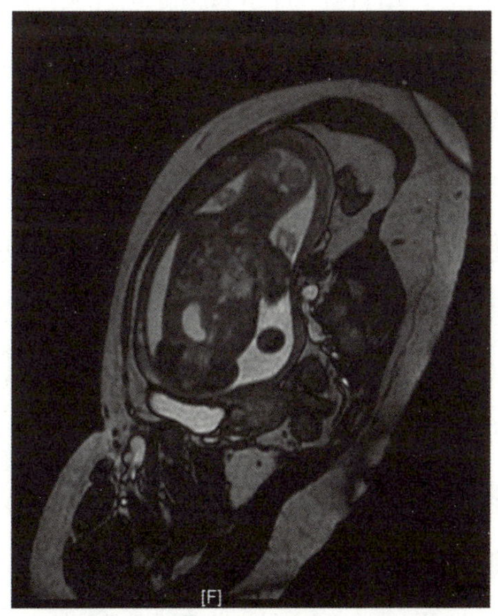

图 1－20　核磁共振结果显示胎儿左侧膈肌内后部连续性中断，可见大量肠管经缺损处疝入左侧胸腔，胃泡位于左膈下

五、开启胸腔镜微创治疗膈疝的大门

新生儿膈疝的微创治疗，一直是我在诊疗中的追求和希望，也是心结。由于它涉及新生儿麻醉、ICU 的生命管理、手术技术的改进、手术器械的特殊要求等，所以一直无法开展。

2015 年的一天，门诊接诊了一对来自澳门的夫妇，他们经过多家医院的诊治都确诊为胎儿膈疝，打听到我们团队可以解决这方面的问题，所以慕名前来。他们年纪较大，之前已经有两个儿子，大的 16 岁，小的 9 岁，现在老来得女，对这个孩子抱有极大的希望。

来到我院时，孕妇怀孕 37 周，胎儿左侧膈疝，LHR 2.19，排除不良孕史和遗传等异常，根据判断可以知道是轻度胎儿膈疝，但我仍然交代和强调胎儿膈疝与生后的可能不一致和风险，希望他们能面对未来可能发生的任何情况，家属表示理解，并表示无论何种情况，他们都会接受。但同时又提出了一个新的要求，是否可以微创治疗？由于我院的微创技术开展较慢，没有配套的手术器械，相关的麻醉和治疗程序都是传统经腹或经胸开放手术的经验，为此我提出了我的建议，即请国内这方面的专家带器械来治疗，既满足了他们的要求，又解决了胎儿一体化管理中各个环节的协调和顺畅。

国内目前新生儿膈疝微创技术开展得最好的当属江西省儿童医院新生儿外科的黄金狮主任，他是我的挚友，也是我的学生，江西省儿童医院也是我的启蒙和成长之地，他们的情况我十分了解和熟悉。虽然请的是我的学生，但我仍然感觉到对新技术的渴望和为了完善胎儿膈疝一体化诊疗的迫切需求。

所有报院审批和流程完成后就耐心等待孕妇预产期的到来，孩子正常分娩后，在我院各部门尤其是麻醉师的配合努力下，由黄主任亲自手术，顺利完成胸腔镜下膈肌修补术，手术仅用了30分钟，术后的恢复也很顺利，孩子如期康复出院。出院时，孩子爸爸高兴地拉着我的手说："俞教授，我的孩子从顺利出生到安全康复，有赖于你和你的团队以及你们高超的技术，欢迎有机会到珠海、澳门来玩。"短短几句话，我已经感到了莫大的欣慰和满足。

患者的需求，就是我们工作的动力和创新的源泉。

经过此案例后，我们对微创治疗新生儿膈疝有了更直观的认识，也加快了膈疝微创治疗的步伐。至此我们已经开展胸腔镜微创膈疝手术50余例，除了一例复发再手术外，均一次性手术成功，且手术成功率达到98%。现在该技术已经列为我科的常规技术和内容，为后来的膈疝宝宝提供了更优质的服务。

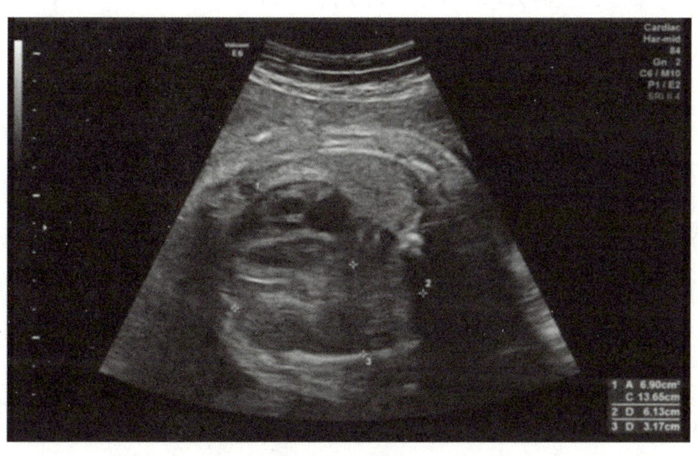

图1-21 左侧膈疝，疝内容物为肠管，LHR2.19

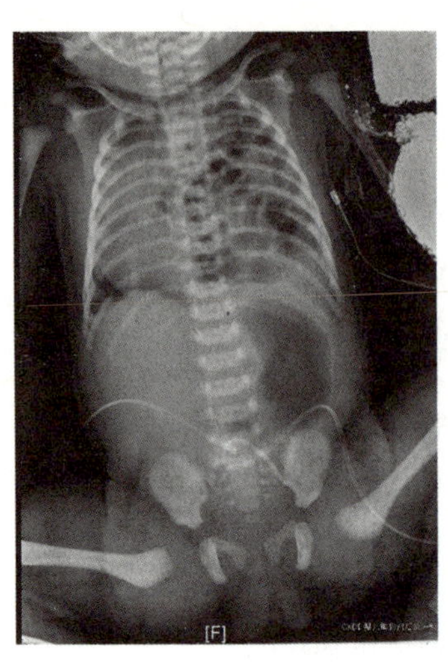

图 1-22　生后胸片提示左侧膈疝

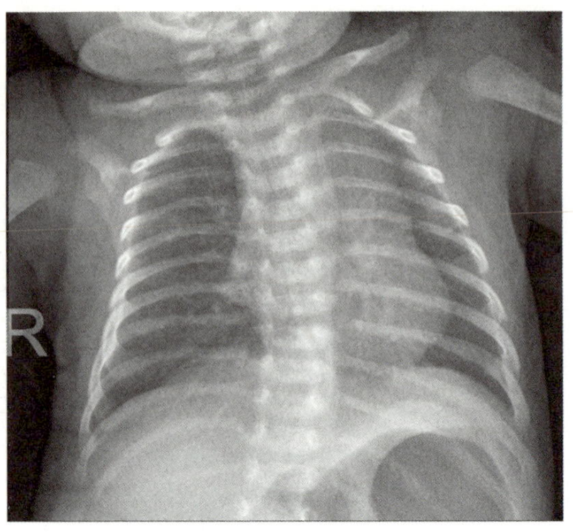

图 1-23　术后胸片复查提示恢复良好

六、中国第一例 FETO

那是 2014 年的一天，有一位从深圳来的妈妈来到门诊，她的检查单数据显示为胎儿膈疝，LHR 和 O/E LHR 均在重度范围，根据以往的处理，由于我们还没有开展胎儿宫内治疗的缘故，多会嘱其放弃，因为生后治疗的机会渺茫，但胎儿的父母强烈要求给他们提供可救治的机会。我根据他们的要求，详细介绍了胎儿膈疝的发展和研究史。20 世纪 70 年代，以美国 Hamison 等为代表的胎儿医学团队，率先在胎儿膈疝领域里进行了大胆的探索，开展了开放式的胎儿膈疝手术，但因为较高的流产率和死亡率，与出生后治疗的结果无显著差异，而逐渐被放弃。随后研究发现进行胎儿气管结扎可使宫内胎儿气道压力增加，改善肺的发育，由比利时人 Depress 等提出的胎儿宫腔内气管封堵术（FETO），逐渐在全球开展。经过对比，发现FETO可将重度胎儿膈疝的成活率从1% ~3%提高到70%，因此在当代胎儿医学中，以FETO治疗重度胎儿膈疝是现有的主要手段，但很遗憾，中国目前尚未开展。

FETO是一种胎儿微创手术，它需要在孕32周前进行，利用胎儿镜，在局麻或全麻下，将一个球囊放入宫腔中胎儿的气管内，封堵气管使远端的压力增加，并维持一段时间（3天或4个星期），使远端的细小支气管和肺泡组织及肺间质得到发育，达到改善肺发育不良的目的。

当家属了解到这项新技术后，提出能否接受此种技术的治疗，由于我和Depress只有一面之缘，担心他们不一定接待或理会我的请求，所以借助我的同行、暨南大学的李维璟教授，并通过欧洲胎儿医学会的介绍，终于得到Depress的回复并得以成行，赴比利时进行了手术治疗。由于是中国的第一个患者，他免费为胎儿做了手术，术后回到国内待产，孩子妈妈孕36周+4天时因胎膜早破急诊入住我院产科。当她打电话求助我的时候，恰好我在出差，幸好我的团队平时都是训练有素的专业人员，由我的助手，中山医学院的高才生、年轻的胎儿和小儿胸外科专业的洪淳医生进行了紧急的产时手术，即在断脐带前先进行气管球囊的取出术。由于孕妇急产，又未准备专门的球囊取出器材，只好选择气管切开取出，这也就是前面介绍的产时胎儿手术。术后常规呼吸机转入新生儿重症监护病房，两天后宝宝生命征稳定，并进行了最后一次手术——膈肌修补术。术后观察发现与以往的重度膈疝患儿不一样的是，其肺功能及肺发育有明显的不同，呼吸机参数和生命监控指标都明显好于未行 FETO 的宝宝。经过一段时间的呼吸机支持，他逐渐过渡到脱离呼吸机并最终康复出院。

一年后随访，宝宝由于肺部感染，不幸死亡。

此案例，尽管最终结局不好，但从 Depress 的 200 多例成功报道和我的亲身体会中，我意识到 FETO 是一个很有价值的手术，它能明显改善胎肺发育，改善生后的肺功能，这也是我未来要重点开展的内容之一。在我们整个胎儿膈疝一体化管理中，它是一个必不可少的环节。

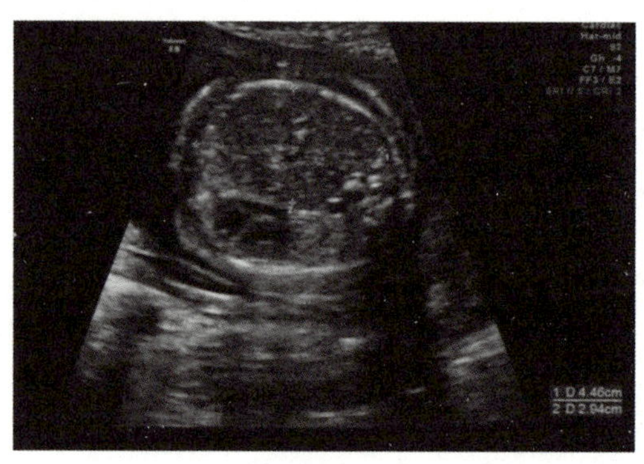

图 1-24　怀孕 24 周，右侧膈疝，疝内容物为肝脏，LHR0.61，O/E　LHR=39%

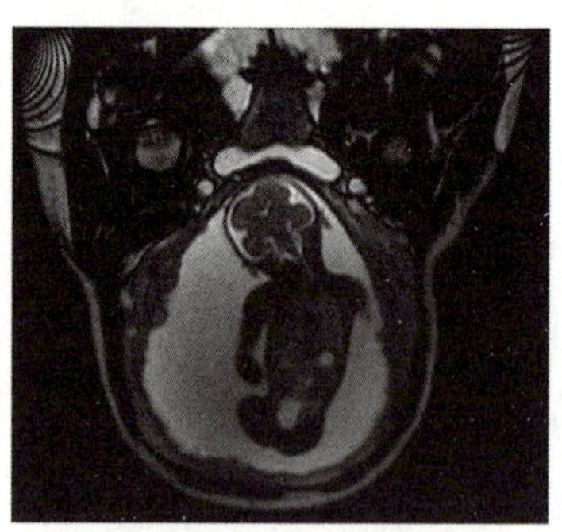

图 1-25　核磁共振结果考虑胎儿先天性右侧膈疝可能性大（疝内容物为肝脏）

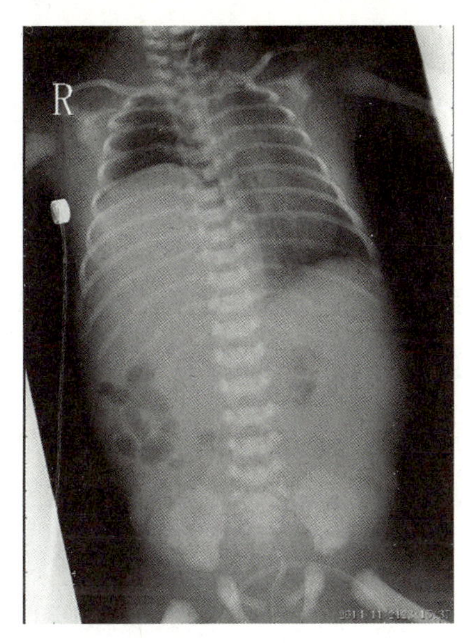

图 1－26　生后胸片考虑右侧肝膈疝

七、胎儿右侧膈疝

在胎儿膈疝病理类型中，有一种是右侧膈疝，有 13% 的发生率。由于右侧膈下为肝脏，所以常常称为肝膈疝，其特点在于，由于右肝疝入胸腔导致右侧胸腔空间变小，且肝脏疝入后的胸腔为肝脏快速生长提供了较正常肝脏生长更大的空间，所以肝脏体积较正常孕周胎儿的体积大，相应地肺发育的空间变小，发生肺发育不良的概率较左侧更大，所以当确诊为右侧肝膈疝则意味着预后较差，但具体到每个个体身上，结果也不尽相同，需要区别对待，关键还是肺发育的程度。而 O/E LHR 则是判断标准，但膈疝在右侧，则有专门的计算方式。

2014 年底我们诊室来了一对深圳夫妇，他们拿着超声的检查结果来找我，我一眼便看出是胎儿膈疝，而且发生在右侧。我随即让妈妈在我院做了一系列的超声诊断和核磁共振检查，并着重提出要做肝膈疝肺头比测定。由于右侧发病率低，我用了较长时间向这对夫妇介绍了相关方面的知识和当前可能面对的风险，夫妻双方表示理解。丈夫说无论何种情况都是上帝的安排，顺其自然，听从医生的指导和安排，妻子说这个胎儿只要有机会生存就做最大的努力。随着预产期的接近，我让她在 32 周时接受了地塞米松促胎肺成熟的治疗。胎儿终于在足月后自然分娩，生后宝宝经气管插管、镇静、呼吸机支持及相应处理后直接进入小儿胸外科。经过 48 小时生命征稳定，宝宝顺利度过危险期，可以考虑进行手术治疗。由于在咨询中提到可以考虑微创，但我本人尚未做过右侧的微创膈疝手术，征得家长同意，我邀请了我的学生，国内著名的膈疝微创专家黄金狮教授亲自进行手术。术中见到，膈肌缺损较大，残余的膈肌发育相当差，这也是我在产前就分析估计到的，需要考虑应用人工材料做补片，封闭膈肌缺损，经黄教授手术治疗后，顺利完成了后续的撤机、呼吸功能代偿，及进食、康复出院等一系列恢复。术后半年复查，膈肌部位光滑，肺发育良好，通气顺畅。自此我们对胎儿右侧膈疝的诊疗也充满了信心，后续的多例右侧膈疝也都获得了及时的诊断和处理，并得到满意的临床结果。右侧膈疝虽然预后较左侧差，但也是可以治愈的，关键还是判断肺发育的程度。

当这位孩子的父母带着手术后的宝宝，满心欢喜来门诊复诊时，送来了一面感谢的锦旗，孩子的父亲说："俞教授，我们无法用语言表达对你的感激之情，孩子生长发育一切都好，这个宝宝的生命是你们给的，他一辈子都要记住你和你的团队，是你们给了他来到这个世界的机会，这是一种大爱，你们用无私的精神帮助这么多的宝宝来到这个世界，给这么多的家庭带来了幸福，好人一定有好报的。”是啊，我和我的团队，为了每一个膈疝宝宝，从产前诊断、评估、管理到围产期治疗等都倾注了大量的心血，花费了大量工作以外的时间，观察、检验、检查，分析可能发生的不良因素，每一项工作都需要我们认真对待和把控。当我们看到胎儿膈疝总的治愈率提高，每一个膈疝宝宝经大家努力救回来时，心中的快乐和幸福比任何其他形式的奖励都要来得更直接、更轻松。

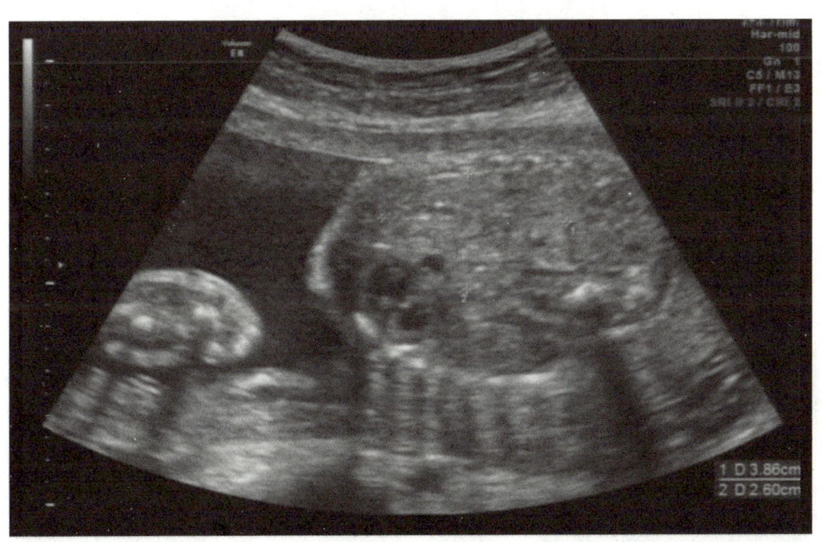

图 1－27　怀孕 26 周，右侧膈疝，疝内容物为肝脏、肠管， LHR1.06，O/E LHR≥45%

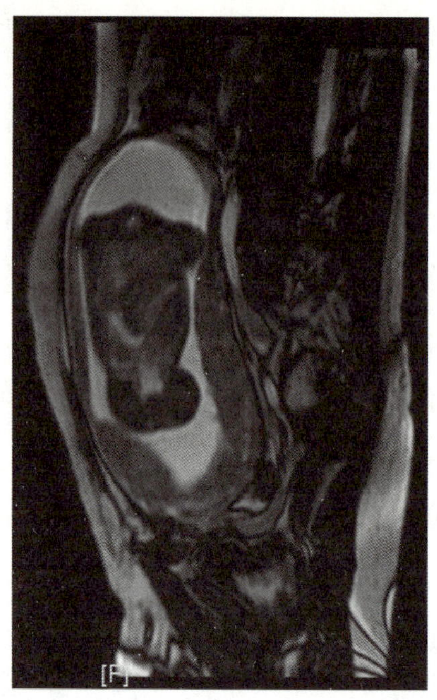

图 1－28　核磁共振结果显示胎儿右侧胸腔内可见部分肝脏及肠管信号

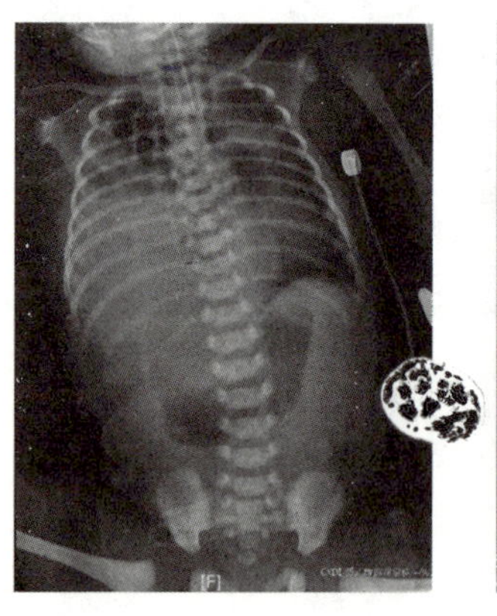

图 1－29　生后当天胸片

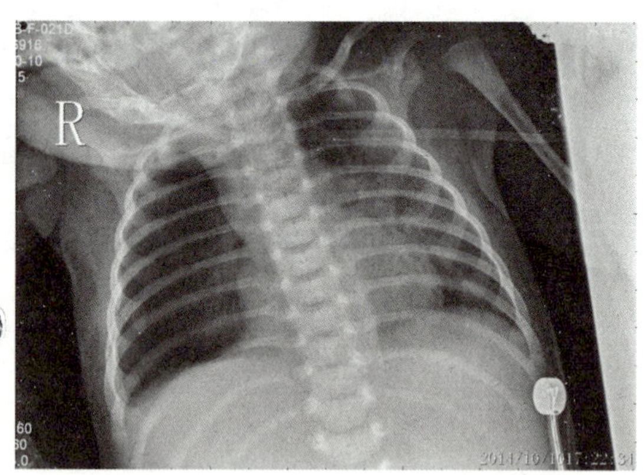

图 1－30　术后胸片复查

八、远赴西北救急

2015 年下半年的某一天，助理告诉我，有一位青海的妈妈要找我，约好时间通电话。电话接通后，电话那头是孩子的爸爸，他焦急地告诉我，之前在“好大夫在线”网站上咨询过我，诊断为胎儿膈疝，但因为路途遥远，无法来广州找我。但现在孩子出生后，呼吸不好，正用呼吸机维持，希望能得到我的帮助。孩子在青海省儿童医院新生儿科，医生对孩子的治疗都没有信心，有几位医生还劝他放弃治疗，所以只能求助于我，希望我能去会诊。尽管我没有和对方医院打过交道，也不太熟悉青海省儿童医院的条件，但患者的需求就是我的责任。我安排好所有事务，完成医院的程序后，急急忙忙赶赴青海儿童医院。当天晚上赶到，即和对方医院的新生儿科和外科主任进行沟通，并和麻醉科主任分析和判断病情。孩子早产，35 周，在高频呼吸机支持下血氧平稳，但参数不低，已经过了 48 小时，可以适时进行手术治疗。

青海省儿童医院是一家公立的儿童专科医院，由于地处西北，医疗条件相对较差，基础医学较薄弱，在新生儿疾病方面的诊治水平还是近几年国家政策重点扶持西北地区后才得以提高，目前患儿用的高频呼吸机就是政府政策性扶持的，小儿外科处理过少数几例膈疝，但预后结果都不好，对治疗的结局缺乏信心。除了基础条件差外，当了解到医院的实际情况，即孩子所处的是新生儿大楼的 6 楼，而手术需要转到另一幢手术大楼的 6 楼，且无电梯，这还真有点犯难了，对于呼吸机支持下的膈疝患儿相当危险，因为膈疝患儿对移动特别敏感，需要镇

静，切忌搬动。为此我提出了一个方案，即能否就地手术解决，手术在新生儿科做。经对方医院领导同意，各科主任就问题现场商量解决，并邀请手术室护士长参与讨论手术的准备和布置，做好无菌和消毒安排。第二天，按计划进行了经腹的膈肌修补术，在对方医院的配合下手术过程顺利，仅用了 20 分钟即完成了手术，孩子因为没有被搬动，生命征也处于较平稳的状态。

手术后需要和孩子父亲交代病情，一出重症监护室门口，孩子父亲“扑通”一声就给我跪下了。见此情景，我赶紧扶起他，他不停地重复着：“谢谢俞教授！谢谢俞教授！”尽管我治疗过无数新生命，但孩子父母为此下跪的，还是第一次。事后我才知道，孩子父亲是一位现役军人，为了孩子他已经请了几天假了，孩子的生命也牵动了他所在部队的官兵们的心，大家都从各个方面为他提供方便和支持。俗话说“男儿有泪不轻弹”“男儿膝下有黄金”，尤其是像他这样刚刚当父亲的军人，给人下跪是很不理性的，也是要有相当的勇气的。但他对我下跪可以说是一种激动后的冲动，也是人性的一种表现，让我体会到孩子对他的重要性。他说：“俞教授，你是我的救命恩人，我们全家及孩子一辈子都要记住你。”他的下跪让我深感救治胎儿膈疝的担子的重量，也让我时刻都记住有多少膈疝的治疗需要回归到专业的救治上。我耐心仔细地和他解释了膈疝治疗的风险和治疗经过，以及后续可能发生的呼吸机风险及结局，他表示理解和接受。临回广州前，我又向医院新生儿科及小儿外科主任叮嘱术后的注意事项，同时也和孩子妈妈通了电话。尽管我们未曾谋面，但电话中妈妈的感激之情溢于言表。回来后不久，就收到信息，孩子顺利撤机了，并最终康复出院。孩子现在的生长和发育正常。

这个孩子获救了，他是幸运的，但是还有更多的孩子可能处在需要救治的边缘，需要得到专业的医治。该病例警示我们，产前发现胎儿膈疝需要认真对待，需要尽可能地进行宫内转运，到专业的医治机构分娩或手术，避免带来不必要的风险和由此产生的不良并发症。再次强调的是产前的宫内转运和一体化管理可以为膈疝宝宝带来福音，减少并发症，并得到良好的预后。

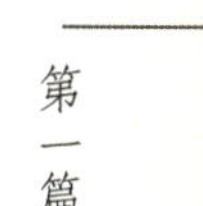

九、艰难的术后处理

2016 年初的一天，我接到助理转来的福建泉州的患者家长的电话，孩子的爸爸用典型的闽南普通话告诉我，孩子生后做了手术，但呼吸不好，呼吸机撤不掉，用一氧化氮且一直都不能撤，希望我能去帮忙解决问题。尽管我听闽南普通话听得很费力，但病情的大概我能明白。我的强项是外科治疗，而对于术后的处理多是交由下级的临床医生，对新生儿的生命征管理我大多仅作指示，很少做具体的操作，因此术后的问题多在电话中即可解决，但这位孩子的父亲显然很希望我能到场为其分担压力。

按程序，办好会诊手续，放下手头上的工作，急匆匆飞往福建泉州。经了解，该孩子的爸爸曾经在网上咨询过我，因当地不能做肺头比测定，我曾经建议他们来我院进行评估，并希望妈妈能在我院分娩，以达到一体化管理和确保安全。我问他为什么没有来我院检查和分娩时，他的回答令我愕然，因为担心妻子及家人听不懂普通话，所以考虑再三，就近去了泉州。我想患者家属除了考虑语言困难以外，恐怕还有经济上的困难，在了解病情后，也证实了我的猜想。孩子术后一直处于呼吸机的支持下，用一氧化氮维持，当停用一氧化氮后，血氧就开始往下降。经检查，孩子的全身水肿并未缓解，水电解质平衡及呼吸参数的控制并不理想，经分析和研究，我帮助对方的新生儿专家进行及时的调整和处理，并与家属进行有效的沟通后，得到了家属的满意回复。孩子的爸爸说："俞教授，你来了我们也就放心了，经过你的解释，我们已经明白了。"他担心的是持续的呼吸机支持及一氧化氮维持，经济上负担不起，而且也不知道何时能有一个肯定的结果。我想其实这也是所有胎儿膈疝父母的疑问和顾虑，临床医学就是这样，它需要解决的是每个个体患者的实际问题，当碰到不确定因素的时候，需要专业评估分析和了解具体病情。新生儿膈疝术后的一个重要环节是水电解质平衡和酸碱平衡，大家都知道现在呼吸不好时可以用呼吸机支持，但何时撤离，或何时调整到正常呼吸等仍然有诸多问题需要解决。膈疝术后需要严格控制水分的摄入，并在必要时用利尿剂，减少尿潴留，改善酸碱平衡，尽可能地让小孩恢复正常的内环境和状态，尽早地撤离呼吸机。

回广州后不久，孩子的爸爸打电话给我，说孩子已经撤了呼吸机，但呼吸似乎还是有点急促，我肯定地告诉他，这是肺发育不良的必然过程，其间还有重上呼吸机的可能，需要有一定的耐心，这也是中度膈疝患儿较常见的现象。它既不像重度的，呼吸不行了很快就没有机会；也不像轻度的，经有效处理，即能缓解呼吸问题，甚至连呼吸机都不需要上即可完成膈疝的修补治疗。这个过程需要耐心，特别是当经济有压力时，父母更是处于焦虑状态之中。

会诊两周后，孩子可以出院了，孩子的爸爸告诉我孩子基本恢复正常，听到这个消息，我为他高兴，但同时也叮嘱他，回家后要加强肺的管理和锻炼，尽量减少感染呼吸疾病。他们还有一个困难，就是治疗所花的费用高达十几万元，对于他们来说压力还是较大，他最后靠借钱完成此次治疗的最后结账，这一点正是我国医疗机制的弊病所在。大病得不到基本的保障，得不到社会的福利，而仅靠借贷，靠亲戚朋友的捐助，这不是解决百姓看病难的根本方法，也是未来医疗改革需要解决的硬骨头，相信未来会更好。

十、爱的执着

随着胎儿膈疝诊治的影响越来越大，许多患者不远万里前来就诊。2016 年，从网络上得知有一位山东的患者，因为胎儿左侧膈疝需要前来就诊。像往常一样，我在门诊接待了他们。从初步资料看胎儿是左侧膈疝，但检查发现异常的孕周很早，怀孕 18 周在当地检查发现左侧胸腔有肠管和胃泡，唐筛低风险，无创基因检测低风险，但从结果看，仅仅是筛查，并不能作为诊断材料。我向夫妻双方详细介绍了关于胎儿膈疝的风险评估，并开出超声诊断和核磁共振检查单，因为怀孕还不到 20 周，所以嘱咐其 20 周后做核磁共振检查。超声结果出来后，LHR0.53，O/E LHR = 31%，O/E FLV = 11%，这组数值均显示是中重度膈疝，按我们的标准处理原则，或者行胎儿的宫内治疗，或者考虑放弃，终止妊娠。通过咨询进一步了解到，这个胎儿是一个试管婴儿，这对夫妻前面已经做了大量的准备，为要这个孩子花去了他们很多精力，好在经济上他们还能承受。他们毫不犹豫，明确表示不会轻易放弃，需要时可以考虑进行宫内治疗。由于胎儿的宫内治疗目前在我国尚未开展，于是我为他们联系了香港的医院，通过我们的努力，香港那边同意为他们治疗。经过评估，基本符合胎儿宫内治疗的适应症，但要等遗传学检查结果，特别是胎儿的染色体检查结果。考虑到山东可以做这方面的检查，所以他们又回到当地进行检查。检查结果很快就出来了，发现胎儿染色体为 18 - 三体异常。在我国，常规胎儿筛查明确为 18 - 三体异常的肯定是需要引产的，其依据就是这类胎儿的出生成活率很低，并有多种合并畸形。但这对夫妇查阅了大量的文献和资料，对 18 - 三体异常有充分的了解。因为最早由 Edwards 描述了它的临床表现，所以也称为爱德华综合征，大部分为细胞内多一条 18 号染色体，少部分为嵌合体，部分可以是正常的细胞系。也正因为有少部分可以是正常人的智力水平，所以他们还寄希望于这种可能。

由于他们对宝宝的执着，也促使我们对他们提供尽可能的帮助。香港方出于伦理学考虑，由于染色体的异常拒绝做胎儿宫内治疗，我们打听到国内有一家医院曾尝试过 FETO，经联系有此意向，但苦于没有合适的球囊而无法实施手术。在此过程中，他们一直做着努力，但始终找不到合适的球囊。时间不知不觉已经过了 32 周，所有胎儿宫内治疗的努力都付之东流，但想到所有的努力都是为中国第一例 FETO 在尽力时，我也就释然了，而这也是因为这对夫妇的执着促使我们不断努力。

胎儿目前的情况是：孕 34 周，胎儿左侧重度膈疝，18－三体异常，双足呈摇椅足。准备 35 周来院待产，并计划生后的积极治疗。预产期为 2016 年 9 月。

接下来路该如何走，宝宝在宫内还在继续长大，我们对即将到来的宝宝已经做好了一切准备。为了宝宝父母执着的爱，为了前面所做出的努力和对生命的敬畏，我们也会尽全力，宝宝就看你的了。

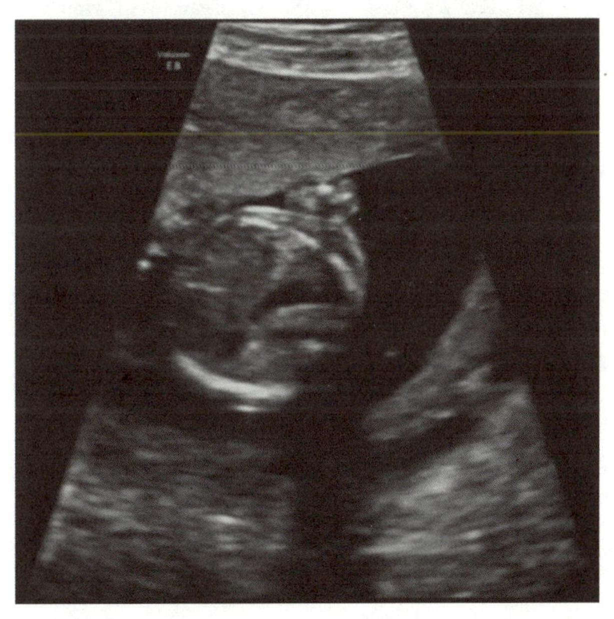

图 1－31　怀孕 19 周，左侧膈疝，疝内容物为肠管、胃泡、肝脏，LHR0.53、O/E LHR＝31%

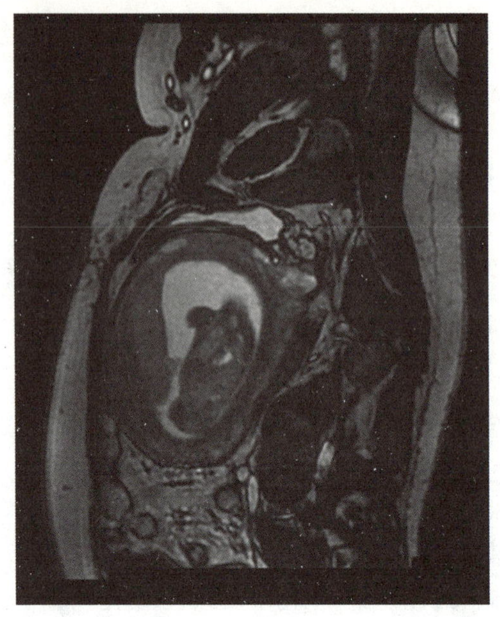

图 1-32　核磁共振结果显示左侧膈疝

由于恰至此书即将交付出版社，该胎儿的结局尚在等待中，结局如何不得而知，就让这个结果留待读者猜想吧。这也是无数医学问题的奇妙和扣人心弦之处。

第二篇　胎儿食道闭锁

- 胎儿食道闭锁的预后良好，治愈率可达 90% 以上，所以有机会尽量争取继续妊娠。
- 胎儿食道闭锁的产前诊断主要为Ⅰ型，诊断率为 90%，但不常见；而Ⅲ型为常见型，占 85%，但诊断率不足 30%。
- 胎儿食道闭锁的超声影像诊断指标是间接的，包括胃泡小或消失、羊水过多。若产前超声看到胎儿食道近端闭锁的盲袋，则可确诊。
- 若合并有多个畸形时，要考虑 VACTERL 联合征。
- 胎儿食道闭锁的最佳评估时间为 26 ~ 32 周。
- 胎儿的宫内转运和远程管理是一种有效控制和降低并发症的方法。
- 生后的围产期治疗包括：断脐前的口腔呼吸道清洁、胃管置入、镇静和全面体检等。
- 生后一周内手术，微创为首选。
- 术后的主要并发症是吻合口狭窄和吻合口瘘。

第一节 胎儿食道闭锁的问题解答

在网上咨询胎儿食道闭锁的人不多，但并不意味着它的发病率低，而是受限于产前超声筛查对食道闭锁的认识水平和诊断的依据往往只是间接相关，所以本节中仅列出常见的产前咨询和生后的相关问题咨询，使读者能了解当前的胎儿食道闭锁最常见的问题所在。

1. 问：先天性食管闭锁Ⅰ型，做了胃造瘘手术，等待时间再做二次手术，那么Ⅰ型治愈率有多大？

解答：可以于3个月左右进行微创手术。

2. 问：怀孕30周，查出羊水多，未见胃泡，考虑食道闭锁。我想问这孩子能要吗？能治愈吗？如果治愈了会不会有后遗症？费用是多少？

解答：考虑食道闭锁，要做核磁共振检查，动态监测，这需要进行系统的评估和专业管理。

3. 问：先天性食道闭锁，无症状，术后食道扩张3次。请问还需要进行食道扩张吗？

解答：食道闭锁术后半年需要常规做造影检查，了解食道通过情况，一般来说扩了3次，应该没有问题了，但最重要的是手术中的病理情况及手术治疗的过程是否有问题。

4. 问：我的侄子出生3天后做了食道闭锁的缝合手术，现在两个半月了，经复查食道狭窄，现在已经是扩张手术后4天了，有痰是怎么回事？严重吗？您能给一些治疗建议吗？

解答：扩张后会有一些充血反应，有时会有一些分泌物，就是所谓的痰，都是正常现象，暂不需要作任何处理。

5. 问：女婴食道闭锁，吃奶会吐出来，现在已出生7天，能否做手术？

解答：肯定可以手术，需要根据病理类型决定手术方法。我这两天已经做了两例，治愈率可达90%以上，住院需要20天左右，费用通常为3万~5万元。

6. 问：出生两个月的男婴，呛奶，呼吸困难。当时在地方妇幼医院分娩后，医生做了简单的检查后说没事。婴儿带回家母乳喂养，发现经常呛奶，呼吸困难。在小诊所多次治疗无效后，10天前进入地方人民医院，初步诊断为肺炎，一直在打针。后发现婴儿食道先天发育不良，食道偏向左边，狭窄。现在要通胃管喂食，常有咳吐，家长悲痛万分。现在在高州医院住院，诊断为先天性食道闭锁，并发肺炎，一直不愈。

解答：是几型？为什么没有一期手术？原计划准备如何安排？可以找我看病，最好将原来的资料备齐。

7. 问：怀孕29周，单脐动脉，食道闭锁，羊水过多。请问：①如果确定为食道闭锁，宝宝可以出生后治疗吗？目前治愈率有多高？对以后生活影响大吗？②看了一些资料显示，治

疗此病速度一定要快，请问可以预约在贵院生产然后马上治疗吗？我的预产期刚好在过年前后，不知道俞医生上班吗？③请问做这个手术是在哪个院区做呢？④如何能知道是否伴有其他疾病？

解答：你好，若怀疑食道闭锁需要做核磁共振检查确诊，可以生下来通过手术治疗获得机会，我院目前的治愈率可达90%，有一些并发症你必须要了解，如术后的食道狭窄、食道反流及术后的食道瘘等。最好是在我院生，且在没有出现肺炎前手术效果最佳。治疗要在番禺院区。其他的伴发畸形要做进一步检查，最主要是检查心脏。

8. 问：医生你好！我儿子是先天性食道闭锁患儿，术后可以进食流质食物，但是近期转辅食会呕吐。7月3日做了吞钡造影发现吻合处狭窄，医生建议做食道扩张。食道扩张手术难度高吗？风险大吗？要住院多久？费用高吗？

解答：术后三个月或半年一般要做一次食道扩张，住院需要3~4天，需在麻醉下在介入室进行扩张，效果还是不错的。

9. 问：怀孕23周四维彩超检查结果为羊水多，胃泡小；26周再查，羊水还是多，22.4cm，胃泡1.9cm×0.9cm。会不会是消化道闭锁？需要做哪些检查？能够确诊吗？今天又去做了彩超，羊水22.8cm，胃泡2.5cm×1.2cm，医生说情况还可以，胃泡变大了。我想问一下，这能说明是食道闭锁吗？

解答：需要考虑食道闭锁，可做核磁共振检查。食道闭锁的超声诊断率不是很高，但若做核磁共振检查则可提高确诊率，此症状目前仍需要高度怀疑食道闭锁。

10. 问：俞教授您好，我今年27岁，头胎，现怀孕24周。之前产检除了发现纵隔子宫外，NT一切正常，唐筛、糖耐低风险。1月16日到本地妇幼保健院进行四维彩超检查，其他项目均正常，羊水深62mm，但医生未发现胃泡充盈，后间隔40分钟动态观察两次，仍未发现胃泡充盈。当日下午我到本地第一医院再次进行B超检查，羊水深43mm，但仍未发现胃泡充盈。两次检查中医生均在胃泡应在位置发现一“夹缝状”物体，且没有血流，并且观察到肠管，但均表示不能确定该物体就是胃泡。请问：①该“夹缝状”物体是否是胃泡？②我的纵隔情况较严重，宽0.8cm，是否对B超探测效果有影响？③孩子的体位是否对B超探测效果有影响？④我的羊水情况正常，可探测到肠管，且同一天内多次检查未发现胃泡充盈，是否能确诊为食道闭锁？⑤本地医生建议我隔一周再做B超复查，是否还有必要？还是需要做核磁共振确诊？万分期盼您的回复！

解答：直接做核磁共振检查，因为食道闭锁也可以看得到胃泡。“夹缝状”物的描述不标准也不专业。纵隔子宫对胎儿发育并不一定造成影响，定期超声复查十分必要。

11. 问：您好，我今年33岁，怀孕25周，超声诊断提示食道发育异常，食道闭锁并食道气管瘘可能。具体描述：咽部扩张，宽约6.6mm，可见气管声像，食管起始段似呈盲端，部分颈部上端食管可见管腔结构，其颈部下端至气管分叉处水

平食管未探及，气管分叉处水平左支气管侧似可见细管状结构与食管相同，胃泡可显示，大小27mm×12mm，羊水不多。我想问一下这种情况是否为食道闭锁？

解答：是的，要考虑食道闭锁，还需要根据检查判断属于几型的，对后期的治疗和结局做一评估。

12. **问：医生您好！我在怀孕23周的时候发现胃泡偏小，羊水过多，怀疑胎儿食道闭锁。24周做了羊水穿刺，目前报告还没出来。27周复查B超羊水更多了，现在人越来越难受，我想咨询的是我的宝宝还能要吗？我这边的医院建议终止妊娠。我好舍不得，因为我这个是试管宝宝。而且我这边的医院也没办法做胎儿核磁共振。想知道羊水这么多能不能保住孩子？孩子有没有存活的希望？**

解答：肯定可以要，食道闭锁的产前诊断准确率并不高，为20%～30%，有条件可来我这确诊和评估，即使确诊为食道闭锁，还要分析闭锁的类型，类型不同，治疗结果也不一样。

13. **问：医生您好！我在20周时超声检查发现羊水多，且胃泡小，医生怀疑是消化道畸形。请问这个孩子可以要吗？下一步应该怎么做？需要做哪方面的检查？**

解答：首先需要重点排除食道闭锁，胎儿食道闭锁的主要特点就是胃泡小或消失，其次要看羊水是否增多。确诊主要靠超声反复检查和核磁共振。

14. 问：医生，我 24 周超声大排畸时发现胎儿的胃泡看不到，一周后再去复查，还是看不到，而且羊水多，医生怀疑是食道闭锁，让我引产。请问：必须要引产吗？这个病不能治疗了吗？会不会随着胎儿的发育，后期又能看到胃泡了呀？

解答：肯定可以治疗，你的情况需要考虑食道闭锁，生后的治愈率可达 90% 以上，所以没必要引产。现在重要的是确诊，根据情况再做进一步的选择。

15. 问：医生你好，我 23 周超声检查时发现羊水多、胃泡小，医生说胎儿可能有问题，我们不甘心，又到省医院检查，这次医生说是食道闭锁，让我们找小儿外科医生咨询，小儿外科医生告诉我们这个病很复杂，需要做多次手术，治疗成本高，以后孩子的生活质量也不高，是这样吗？但是我们舍不得这个孩子，已经能感觉到胎动了，有没有可能是误诊呢？请医生帮帮我，我们结婚多年好不容易才有一个孩子，真的不想轻易放弃。

解答：食道闭锁的治疗在过去是较复杂，且并发症和后遗症都会影响患者的生活质量。但若在产前确诊可以提前做好准备，预防吸入性肺炎。手术可以选择微创，这样出现并发症的概率会下降，患者生活质量也会提高，所以没有必要引产。

16. 问：医生，我的超声检查结果可以看到胃泡，但医生说较小，会是食道闭锁吗？

解答：你好，胎儿超声检查诊断食道闭锁有一定的难度，这是因为常见的是Ⅲ型食道闭锁，Ⅲ型有一瘘管与气管相通，所以羊水循环并没有完全受阻。当胃泡较小时，就要考虑胎儿食道闭锁。你从现在开始，需要连续监测，判断食道闭锁的可能性。必要时可选择做核磁共振检查。

17. 问：你好，胎儿超声检查发现羊水过多，有消化道畸形的可能，是不是要考虑食道闭锁？我们当地的医生让我到上级医院检查，这里离省城很远，你能帮我分析一下吗？

解答：羊水过多的原因很多，其中一个重要原因就是消化道畸形，主要是各种消化管道的闭锁或狭窄，也包括食道闭锁。你的情况先要从遗传学角度检查和分析，到上级医院做超声诊断和核磁共振检查。

18. 问：三维B超检查出胎儿有食道闭锁。请医生给我一些治疗上的建议，目前病情是否需要手术？是否需要就诊？就诊前做哪些准备？做这样的手术大概费用多少？

解答：超声诊断食道闭锁的概率并不高，需要到三级医院做诊断。食道闭锁的胎儿出生后需要做手术，费用约为5万元。

19. 问：胎儿食道闭锁声像为胃泡小，羊水过多。沈阳的医生让我引产，我很想保住这个孩子，可以吗？

解答：根据你的描述，要高度怀疑食道闭锁，建议到上级医院再次确诊。不建议引产，如果你想保，是一定可以保住的。

20. 问：医生，您好。我是2015年6月份通过试管怀上的宝宝，24周因阴道出血急诊发现宝宝有食道闭锁可能，当时决定再观察看看。今天28周去B超检查发现胎儿心脏异常，胃泡大小有2cm，医生建议我早点做决定。我有子宫腺肌症、内异四期等问题，怀个宝宝不容易，麻烦医生帮忙看一下这个宝宝生下来存活的可能性大吗？可否再观察看看？麻烦医生抽空给予帮助，谢谢！

解答：食道闭锁在胎儿期诊断要具备两个条件，胃泡小或缺失和羊水过多。你的情况还不能立刻确诊，需要动态监测，进一步明确是否有上述情况。孩子肯定可以要，所以不用担心，即使是食道闭锁，大部分也是可以治好的。

第二节　胎儿食道闭锁的问答总结

一、认识胎儿食道闭锁

胎儿食道闭锁是胚胎在孕4周左右出现的胎儿食道连续性中断。在中国一般都习惯用五型分类法（见图2－1）对食道闭锁进行分类，而其中最常见的是Ⅲ型，约占85%，其特点是食道近端为一盲端，远端则与气管相通，形成食道气管瘘，根据食道闭锁的距离长短又将该型分为Ⅲa型（≥2cm）和Ⅲb型（<2cm）；其次为Ⅰ型，发病率约为5%，其特点是上、下两端均完全闭锁，且两端的距离多超过2cm，所以也称为长段型食道闭锁；除上述二型较常见外，Ⅱ型、Ⅳ型和Ⅴ型均少

见。新生儿活体婴食道闭锁发病率为1/3 000，在产前诊断中食道闭锁并不常见，通常在产前发现的概率为20%～30%。大家知道，胎儿期主要的诊断手段是超声影像学，所以临床考虑胎儿食道闭锁时都需要做三维超声和核磁共振检查，诊断的依据主要是胃泡小或没有胃泡，部分可以见到闭锁上端的盲袋，常伴有羊水过多的现象，所以诊断并不是直接看到食道闭锁，而都是间接的临床证据。

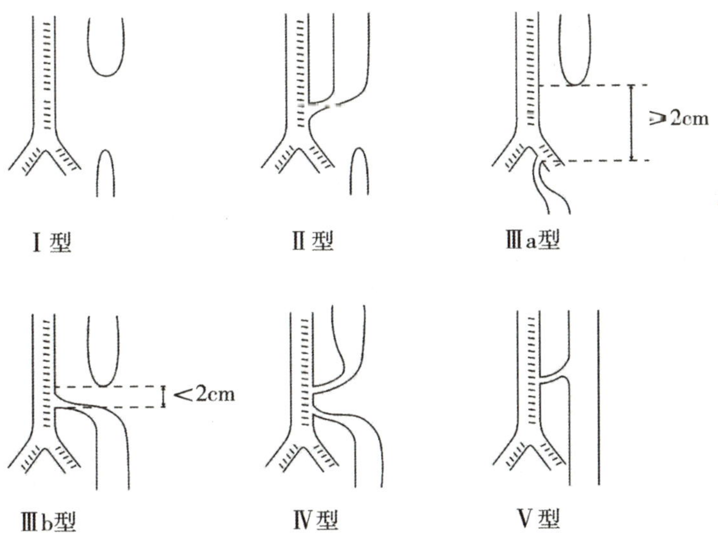

图2－1　食道闭锁五型分类法示意图

产前诊断中的胎儿Ⅰ型食道闭锁检查出来的概率较高，而常见的Ⅲ型检出率并不高。临床实践中常常可以见到，新生儿Ⅲ型食道闭锁最常见。产前对于胎儿发现的食道闭锁大多是Ⅰ型，其原因是Ⅰ型的是完全闭锁的食道两端，羊水循环受阻失去了胎儿正常的胃肠循环，羊水的产生并没有减少，所以产前可以看到有明确的羊水过多，并明确看不到胃泡影，产前影像可以很明确地做出判断。而Ⅲ型食道闭锁由于有气管瘘管存在，羊水可以经口咽，从气管到瘘管再到胃泡，特别是瘘口较大的，可以形成胎儿特有的宫内羊水胃肠循环，此时胎儿的气管系统尚不需要工作，气管作为闭锁近端的一部分代替了食道，所以超声检查时一般不出现羊水过多，胃泡也可以显现，因此要诊断食道闭锁有较大难度，这也就是尽管Ⅲ型食道闭锁最常见，但产前诊断出来的概率不高的原因。我曾经跟踪过一例高度怀疑食道闭锁的胎儿，在动态的超声监测中，始终看不到近端的闭锁盲袋，尽管羊水过多，但有胃泡，对于判断食道闭锁没有确凿证据，只有等生后再作判断，结果就是Ⅲ型食道闭锁。

食道闭锁常需要与膈疝鉴别，因为没有看到腹部胃泡而容易误诊为膈疝。此外食道闭锁还可以有合并的畸形，有一种情况是合并有心脏、脊柱、肛门等的多发畸形，称为 VACTERL 联合征。每一个字母代表一组器官的疾病，V 代表脊柱，A 代表肛门直肠，C 代表心脏，TE 代表食道及气管瘘，RL 代表肾脏和桡骨的畸形，合并两个以上器官的疾病就可以诊断为该综合征，所以超声时需要同时关注是否存在合并异常的问题，其中重点要关注脊柱和心脏。

胎儿食道闭锁大都预后较好，一般国内的医学中心治愈率都能达到 90% 以上，好的医学中心可以达到 95% 以上，主要还是关注合并症、并发症及生后的生活质量等。由于手术的成功率提高，导致食道狭窄等并发症的发病率增加，目前食道狭窄已经成为临床常见的并发症和后续的治疗内容。

二、胎儿食道闭锁诊断标准和影像特征

胎儿食道闭锁的超声诊断标准是：在怀孕 24 ~ 32 周期间的检查中发现胃泡较小或消失，同时伴有羊水过多。由于超声不能直接显示食道闭锁，因此诊断的过程是推断性的，而非直接征象。根据食道闭锁的分型，最常见的有Ⅲ型和Ⅰ型，但是临床实际中还有很多情况是可以出现胃泡小且伴有羊水过多的现象，如脑积水、神经肌肉综合征等。因为定义胃泡小是一个主观判断指标，随意性很大，并且与孕周的关系密切，因此建议使用定性的方法，将胃泡分为存在、小或不显示。胃泡作为胎儿孕中期后的一个特定标志，它与膀胱在胎儿超声检查中都是两个重要的囊性生理检查标志，与正常生后的新生儿的胃泡在形态、位置、大小和收缩等方面基本一致。当胎儿出现胃泡小或消失时，需要特别注意。合并有气管瘘管的食道闭锁，常常因瘘管能够使羊水得到循环，可以有正常的胃泡。只有无瘘管或瘘管很小，无法让羊水得到循环时，胃泡可以不显示或消失。但因胃本身的分泌作用，仍有 10% 的胃泡可以显示出来，需要注意区别。

羊水过多也是诊断消化道梗阻的主要间接手段，对于胎儿食道闭锁也是一个非直接的诊断依据。孕中期，羊水的主要来源是胎儿的尿液，通过吞咽羊水、皮肤吸收和羊膜吸收来维持羊水的动态平衡。上述已经提到，由于食道闭锁可使羊水循环受阻，导致羊水过多，结合其他特征，可作为判断食道闭锁的重要依据。

在诊断胎儿食道闭锁的依据中，最直接的诊断依据就是闭

锁上端的盲袋，理论上闭锁的盲袋可以通过超声诊断出来。在孕中后期，胎儿吞咽时，羊水可以潴留在近端的盲袋中，盲袋扩张呈囊状，而不做吞咽动作时，盲袋结构可变小甚至消失。在临床实践中，真正见到盲袋结构的机会很小，相关文献记载盲袋结构维持的时间为3～60秒，所以并不能作为产前诊断食道闭锁的常见依据。

除了产前超声诊断外，近年来应用核磁共振检查是临床常用的一个新手段，一般要求在孕中期后，所以我们会选择孕20周作为一个界点，20～32周为最佳进行核磁共振检查的时机。怀疑有食道闭锁的胎儿做核磁共振时，从三个维度截取胎儿颈胸部的图像，一般矢状位是确诊的最佳体位（见图2－2）。核磁共振对确诊和鉴别诊断都是一个很有效的检查，它是超声诊断的补充手段，有条件的可做此项检查。

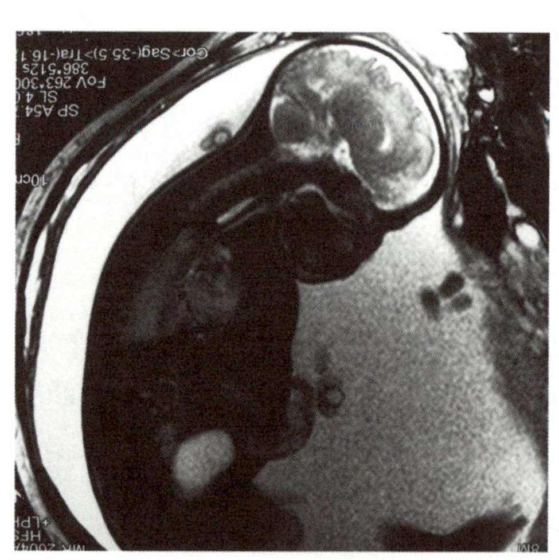

图2－2　核磁共振矢状位可见胸部上段的食道闭锁盲袋

检查中同时要注意到可能合并的多发畸形，要重点检查脊柱、消化道、肛门直肠、心脏等，排除可能的VACTERL联合征。脊柱可表现有半椎体畸形、蝴蝶椎畸形等；消化道可出现肛门闭锁，可表现为结肠扩张，心脏可表现多种先天性心脏病，同时还要注意肾脏发育和肢体的异常。

三、关于VACTERL联合征

当发现胎儿食道闭锁或临床怀疑有食道闭锁时，需要做影像的全面检查，其中重点要看脊柱、肛门直肠、心脏、泌尿系和肢体等。若有两个以上器官的畸形存在，就可确诊为VACTERL联合征，它是一种多发器官的联合畸形，与很多的综合征不同，多个畸形之间没有特别的相关性，它对胎儿的整体发育并不构成威胁，也不致命，所以通常也是可以正常出生后治疗的，但治疗的成本和风险相对较大。

VACTERL联合征在食道闭锁中所占比例约为15%，由于在宫内胎儿肛门直肠畸形的诊断率不高，所以主要以脊柱畸形合并食道闭锁作为胎儿期的主要诊断，需要检查医生对此有深刻认识。尽管如此，临床上早期诊断率不高，有些甚至误诊或漏诊，多在生后确诊或在生后的治疗中发现异常。而生后的表现多以肛门直肠畸形为主，所以新生儿若有肛门直肠畸形或食道闭锁等均需要考虑VACTERL联合征。

所有VACTERL联合征的畸形尽管涉及身体的多个器官，但均不影响胎儿整体的发育，多种畸形新生儿经过现代医学治疗均可获得正常生存，生活质量与普通人基本一样。所以当胎儿期诊断出食道闭锁后，必须要做鉴别诊断，并要做好相关的咨询和心理预期的调整，不要简单地听产科或产前超声医生的判断，而是需要临床胎儿或小儿外科医生对这类问题做出准确的判断和选择。如合并胎儿心脏疾病，过去常将胎儿循环中的卵圆孔未闭或动脉导管未闭当作心脏疾病的一种情况，而实际上它只是生后的胎儿循环的持续状态，在生后的一段时间多能自行闭合，而真正的心脏疾病像房间隔缺损、室间隔缺损、左心室发育不良、大血管转位等是需要经过专业评估后判断其治疗的价值和风险。由于现代胎儿心脏学的进步，绝大多数的胎儿心脏疾病均可得到矫治，限于篇幅这里就不再赘述了。

四、胎儿食道闭锁的鉴别诊断

当超声诊断提示胎儿胃泡较小时，临床上第一时间需要考虑的就是食道闭锁，这是因为其发病的概率相对较高，诊断的确凿依据不充分导致的。正因为诸多的不确定因素，所以通常需要与其他常见的相关疾病进行鉴别诊断，如膈疝等的异常、神经管发育异常等。但在鉴别诊断前，首先要有食道闭锁病理五种类型的概念，而其中需重点关注Ⅲ型和Ⅰ型。

胎儿食道闭锁会出现羊水过多的现象，但羊水过多是一种临床普遍的胎儿异常现象，因此单纯的羊水过多一定要结合胃泡小或消失才能诊断为食道闭锁。在所有羊水过多的问题中，由于心脏受压或大血管压迫导致循环梗阻，产生羊水过多，并伴有胸腔、腹腔等的积液需要考虑其他相关疾病的诊断。胎儿食道闭锁发生羊水过多一般在孕 30 周后发生，胎儿在做吞咽动作时颈部可见到囊状扩张则诊断有明确意义。

胎儿膈疝的产前诊断前已述及，诊断有明确的标准和特征，但当胃泡消失时，常常认为胃泡是移位了，膈疝也可出现羊水过多，因此容易造成误诊。膈疝可以在胸腔见到肠管和胃泡，还可伴随其他脏器如肝、脾、肾等实质性脏器的疝入，纵隔会出现明显的移位，肺的发育会受到影响，二者的区别完全可能通过影像学来进行鉴别。必要时还可以通过核磁共振进行鉴别。在发现胃泡消失的情况下，常规检查胸腔，即可判断。

胎儿的胸部异常中由于胃泡的消失，胎儿腹部正常位置的囊性结构不在了，同时在胸部见到囊性结构如胸腔积液、Ⅰ型肺囊腺瘤等，会误认为胃移位到胸腔，除了诊断膈疝外，还有可能是肺的疾病，与食道闭锁混淆。胎儿胃的结构是圆形的，中间充满羊水，周边光滑，即使移位至胸腔，其形态和结构基本变化不大，而Ⅰ型肺囊腺瘤，呈大囊形，边缘不规则，形态也非圆形，与食道闭锁情况下胃的变化是可以区别的。胎儿胸腔积液鉴别较容易，边界沿胸壁伸展，所以为平直的，呈三角形，核磁共振可以明确鉴别。

食道闭锁的胎儿在孕晚期有40%发生宫内发育迟缓，这是因为食道闭锁可导致胎儿的营养摄入障碍，使发育落后，主要表现为肢体的短小和生长落后，和其他胎儿异常导致的发育迟缓类似，因此临床上较难鉴别。但当考虑到胎儿食道闭锁时，需要对其生长发育作出调整，适量补充规定蛋白质和维生素等。

五、胎儿食道闭锁的风险评估

产前诊断胎儿食道闭锁首先需要面对的问题就是是否继续妊娠。由于我国的传统意识和现有的产科架构体系，对胎儿食道闭锁尚无专门的机构进行评估和管理，所以很多父母都会被要求选择引产，这很难说不是一种好的选择，但需要根据每一个胎儿的背景进行具体分析。有三种情况是一定要选择继续妊娠的：试管婴儿、双胎之一、高龄珍贵儿。处于左右选择的是：单纯胎儿食道闭锁父母不愿意放弃的、夫妻年轻、第一胎等。通常只要能接受生后手术治疗，愿意承担 10% 的治疗风险的可以考虑继续妊娠，反之则可考虑放弃；对于明确有多发性畸形、遗传学检查有重大异常、已经有孩子不愿意接受宝宝出生后治疗及风险的可以考虑选择放弃。在我们多年的胎儿食道闭锁评估中，约 70% 的家长选择继续妊娠，30% 选择放弃，而选择放弃的家长大多还是对食道闭锁疾病的认识不清和受非专业对口的医学影响。

胎儿食道闭锁对于整体胎儿生长发育影响不大，但在孕晚期可能出现羊水过多，导致早产的现象。原因主要是羊水的静水压增大，压迫子宫，刺激子宫收缩，诱发早产。早产儿体重是影响预后的重要因素之一，需要尽量减少早产的风险。体重在 2kg 以上和在 2kg 以下的治愈率相差较大，通常前者可得到 90% 的治愈率，而后者则要减半。所以尽量满足足月分娩的要求，使生后的体重能够满足生后治疗的基本要求。食道闭锁本身会导致正常的羊水循环受阻，营养吸收减少，使胎儿的生长变慢，发育落后。产前诊断早期发现食道闭锁可以及时与父母沟通，让父母了解可能面临的问题，并提早做好方案，如进行宫内的转运，选择到有条件治疗的医疗中心分娩，减少环节中不良并发症的发生。现在一般的医学中心的治愈率都可达到 90% 以上，与国际水平接近。在不专业的医疗机构处理食道闭锁可能会导致严重的并发症，影响最终的预后结果。

胎儿的分娩方式一般选择正常的阴道自然分娩，因为产道的挤压有利于胎肺羊水的排出，促进胎肺向新生儿肺的转变，肺可以得到充分的扩张。有条件的可尽量在新生儿啼哭前进行口腔分泌物的清洁，若羊水过多时，需要及时清理呼吸道的羊水，必要时可以选择插胃管。虽然不能插到胃内，但需要将食道近端盲袋内的残余羊水吸干净，防止羊水吸入综合征。

若已知有食道闭锁的可能，生后绝对不能立刻喂食任何液体，严格禁食，等待进一步的检查确诊。这一点是因为新生儿需要从产科到新生儿重症监护病房或内科，最后再到新生儿外科或小儿胸外科，过程比较复杂，需要面临多重因素，出现吸入性肺炎的可能性增加50%，需要重点强调。由于我国的现有体制和各专业的衔接都有很大的障碍，从胎儿到新生儿的无缝衔接尚无法做到十分默契，所以希望大家认识到它的重要性。但也不要因为宝宝出现了吸入性肺炎而怪罪医疗人员，因为在这个过程中自身就有出现吸入性肺炎的可能。希望宝宝的父母能够理解，和医生一起共同面对问题并积极解决。

对于产前诊断食道闭锁是否改善新生儿的预后当前仍然有争议，但正如上所述，在早期发现胎儿食道闭锁并进行有效的咨询和管理，在预防羊水吸入综合征等方面仍然具有积极意义。

六、胎儿食道闭锁的一体化管理

孕妇确诊为胎儿食道闭锁选择继续妊娠后，就需要接受分娩前的一系列孕期管理，而这个管理过程是需要有一个整体的一体化管理模式，即明确诊断，进行相关的咨询和筛查；孕期进行相关知识的学习和做好心理准备，应用促胎肺成熟的治疗；做好孕期的监测，包括远程胎监管理；及时的宫内转运，产儿科医生的无缝对接；针对性的围产期治疗以及生后的手术治疗、康复和管理。在一体化的管理中，最重要的环节是胎儿到新生儿的对接及围产期、手术期管理，需要管理团队有明确的目标和管理标准，需要有一个强有力的核心指挥和配合默契的多学科队伍。

当怀疑胎儿食道闭锁时，需要到相关专业的机构进行两次以上的专业超声三维确诊，或进行最后的诊断，食道闭锁有6%的染色体异常风险，常规做遗传学筛查，主要是21－三体、18－三体和13－三体。建议孩子父母要主动学习和了解胎儿食道闭锁的知识，因为有可能你咨询的医生并不懂这方面的专业知识，给你的信息或负面或不准确，根据来我这咨询的患者的反馈，多有不满意的咨询经历。经过学习和咨询，可以对胎儿食道闭锁有一个初步的了解，在认知和心理上有一个准备和接受的过程。排除其他因素后，为了防止早产，可采取卧床休息的措施，也可适当选择服用多种维生素，如维生素D，并补充适量的钙。需要在32周之前做最后一次超声检查，排除明显的变化，之后相关的检查不建议再做。32周后可以选择用地塞米松促进胎肺的发育，因为胎儿有可能会有早产的风险，应用地塞米松可以提前预防一旦早产可能出现的肺发育不良。此外，还可根据自身的条件在32周后选择进行远程胎监管理，应用现代最新的远程胎监App，可以24小时进行实时胎监管理，达到在家中自己掌握胎儿的节奏，到快生产时，由后台的专家指引，选择预约的医生跟进治疗。在这里需要强调的一个概念是宫内转运。过去食道闭锁胎儿出生后经历了一系列临床诊断，确诊后才转运到有手术治疗条件的医学中心，这个过程必然导致很多不必要的并发症和后遗症的发生，导致不良的预后和生活质量的下降。而当产前确定或怀疑胎儿食道闭锁后，在孕期的专业管理下，选择专业的医学中心分娩，生后即可直接进入手术治疗的平台，避免了以往的模式带来的延误和产生的并发症，使新生儿得到精准治疗。

除非产科因素，一般选择阴道自然分娩。因吸入性肺炎的危害极大，所以在分娩断脐前，需要尽快处理口腔和呼吸道分泌物，保证气道干净。需要配合的助产人员明白重要性，并得到专业的考评。

需要让患儿父母明白的是上述要求对于一个体系不完整的医疗机构是相当困难的，由于我国各专业条块的分割，产科和儿科之间联系的紧密程度在各个医院差距巨大，能否达到良好的默契配合需要通过一定时间的训练和管理才能做到。因此在还不能完全了解胎儿医学特别是胎儿食道闭锁的各个细节时，不能用上述的要求和标准来解决相关问题。这也是我率先在国内提出关于胎儿食道闭锁的一体化管理模式的理由，其优越性已经让诸多宝宝得到良好的治疗，但要领会要领、优化流程尚有很多工作要做，也希望大家参与和建言。

附：胎儿食道闭锁的一体化管理方案

一、特别关注

当你发现宝宝可能有胎儿食道闭锁时，可能瞬间会感到崩溃，这时迅速学习、了解宝宝存在的问题和详尽的后续处理是十分必要的。我院的胎儿医学科专家团队将有机会帮助你了解胎儿的有关情况并为你精心制订未来的最佳处理方案。

二、直面胎儿食道闭锁

根据中国出生缺陷报告，食道闭锁的发病率约为1/3 000，由于食道发育异常导致羊水循环受阻，羊水没法进入胃内或只有少量羊水进入，导致有限的胃泡显影或胃的发育受阻。

三、胎儿医学科评估

一旦临床怀疑或确诊胎儿食道闭锁，即需进入胎儿医学科诊疗。若来我院的胎儿医学科，即将按下列顺序进行一系列诊疗评估。

胎儿超声的三级再诊断：需经我院的胎儿超声主任医生或胎儿影像医生的精确检查，确诊部位、鉴别诊断、胃泡的大小计算，超声确定食道盲端的扩张或闭锁这一点十分重要。同时需要对全身的重要器官进行系统的检查，包括心脏、脊柱、肛门直肠、肾脏及肢体等。

胎儿超声心动图：需要专门的胎儿心超医生详细地检查任何胎儿心脏结构的异常。食道闭锁偶尔合并心脏畸形。

胎儿核磁共振：这是我院的技术标准之一，将提供进一步详细的食道闭锁信息。胎儿整体的形态检查可以更直观地排查多发畸形。

四、与患者的咨询和教育

当初次进入胎儿医学科，患者需要同意和接受护理人员的指引，进行遗传学咨询和回顾既往的病史，讨论预产期，了解新生儿重症监护和特别分娩单位等。

接受遗传专家的咨询，了解家族史和产前遗传方面的检查。

一旦检查完成，患者需要面见高危母胎专家及相关同道，需要回顾健康史和所有检查结果。此外，还需要讨论所有治疗意见和产前、生后的注意事项，包括分娩建议。

五、产前处理

在对患者的监测管理中，我们团队会始终监测未来的整个孕期，尤其是孕晚期。直到必要时及时分娩终止监测，而动态实时远程监测是我们所倡导的。

超声检查每 3 ~4 周一次，直到 32 周后。若患者距我院较远，车程超过 2 小时以上，除了动态实时远程监测外，在 34 周后若羊水过多，则需酌情考虑计划性早产，以确保患者在发动前及时处理。

胎儿食道闭锁不需要考虑宫内治疗，在孕期无太多的处理，除非羊水过多导致早产，一般足月阴道分娩后进行手术治疗。

六、分娩

大多数情况下，胎儿食道闭锁都可经阴道分娩，而剖宫产对胎儿食道闭锁是一个低风险的手段，若有任何母亲因素或胎儿相关剖宫产因素如羊水过多等出现时可考虑剖宫产。

若有需要，可在我院的特别分娩单位分娩，专为胎儿出生缺陷设计，提供分娩的安全保障。在分娩后，宝宝通过一个窗口被转运到新生儿外科团队，包括新生儿专家、外科高级护理、新生儿外科专家、新生儿外科护士和呼吸专家，专门确保新生儿出生到新生儿监护病房的过程顺利。

为了稳定生命征，尽量保证呼吸通畅；胃管置入，吸净残留的羊水，尽量使肺得到膨胀的空间，避免吸入性肺炎；建立动静脉通道，尤其是建立脐动静脉通道可作为首选；血气检查应及时了解氧合情况。

七、特殊的新生儿外科团队

我院的新生儿外科团队是目前国内为数不多的最优秀的团队，创立于1996年，也是广东省及华南地区唯一的胎儿一体化管理的专业团队。

我院的新生儿外科团队，每年接收60多例来自全国各地的食道闭锁，目前可能是国内较大的食道闭锁救治中心。

宝宝将接受我院的标准化管理，并由具有丰富经验的多学科专业团队进行救治。

宝宝可能需要应用呼吸机支持、静脉营养甚至肠内持续营养等，但重要的是，我们在分娩前即可将所有相关设备预备好，一切都在等待宝宝的到来。确保每一个环节都能够准确衔接。

八、新生儿食道闭锁手术

食道闭锁的宝宝对噪音及移动十分敏感，所以必要时尽可能减少搬动。手术是一个择期性手术，一般在生后的一周内完成，需要调整好宝宝的内环境，待生命征稳定后进行。在72小时前生命征不能稳定者，手术风险相当大，需要家长理解。对于体重没有达到2kg的早产儿需要尽可能等到体重大于2kg时方可手术。

手术需要进行全麻并接受麻醉医生的监测管理。

常规手术切口可经胸或胸膜外入路，若是微创一般选择经右侧胸腔，将闭锁食道进行缝合。短段型的一般一次性缝合，而长段型的则可能需要一次或两次手术完成。

九、长期随访

长期随访对提供最好的临床管理是十分重要的，同时为改善消化道功能的认识和减少并发症等提供相关咨询和护理。

有关胃食道的术后管理已开展多年，我院治疗的食道闭锁最大年龄的已经20岁了。管理项目的开展从出生手术后开始，预约随访的时间为6个月、12个月、2岁、4.5岁和6岁，此后每两年一次，必要时需要多个学科专家按约进行会诊，对食道狭窄、胃食道反流及消化功能进行评价等。

我院是当前不多的进行食道闭锁长期随访的专门机构之一，所以可以持续改进治疗和护理。

十、我们的经验

我院的胎儿医学科团队已经见证了大量的食道闭锁，自2013年以来，我院胎儿医学科已经为全国100多例胎儿食道闭锁提供了咨询，同时每年为60多例的胎儿食道闭锁进行诊治，总的治愈率达90%。

十一、联系我们

广东省妇幼保健院　胎儿医学科胎儿食道闭锁诊治中心
020－39151821

首席专家：俞钢

成员：洪淳、唐晶、王丽敏、陈丹、尚宁、韩朝湘、夏波、刘千里、刘翠芬、张颖

七、胎儿食道闭锁遗传学和病因

很多家长在门诊咨询的时候会说我们很注意了，吃的用的

都很环保，我们大人也没有遗传病，为什么宝宝会得这个病？

说句实在话，对于遗传学我也不是很专业，作为一个从事几十年的临床医生，我的主要工作是对发生问题的宝宝进行补救工作，而要对其病因及遗传学问题进行较深入的研究，目前还达不到这个层面，还需要从事科研工作的同仁的努力以及社会对这类问题的重视和投入，需要遗传学方面的专家参与到对胎儿食道闭锁的研究中来。虽然在产前诊断中已经很自然地会想到需要排除遗传学问题，但在实际工作中，仍然无法解释诸多的相关或非相关的基因重复或缺失的问题。前面已经提到，胎儿食道闭锁有6%的遗传学异常，其中主要是21－三体、18－三体、13－三体。单纯的食道闭锁，染色体异常的风险很小，主要是在合并畸形的情况下，需要特别关注染色体异常的风险。

考虑有胎儿食道闭锁时，通常在唐氏筛查的基础上对于高风险或没有来得及做筛查的需要做染色体的检查。由于当前无创基因检测的精确性，特别是针对这三个非整倍体异常的准确性可达99%，若无重大或多发畸形的，原则上可以直接做无创基因的检测达到筛查目的；而对于重大异常或多发异常时，还是需要考虑做羊水穿刺或脐带血检查，检测相关的基因芯片，确定相关基因的片段缺失、重复等异常。

胎儿食道闭锁的病因并不清楚，一般该病都是散发的，目前认为是多基因突变共同作用的结果。有理论认为，在食道末端出现气管瘘的时候，气管末端快速生长拉长，使食道末端与气管融合，导致食道闭锁，因此认为，瘘是食道闭锁的直接原因。对于没有瘘的食道闭锁，则认为是血管发育异常导致的。

八、胎儿食道闭锁围产期处理的基本要求

在一体化管理中，生后的围产期处理是一个重要环节。首先强调了防止吸入性肺炎的重要性，除了这一点外还需要做好相应的诸多工作。包括镇静、禁食、胃管减压、吸痰、体位、保温、保湿等，还要及时拍片、造影、建立静脉通道、脐动静脉置管、抗感染、纠正水电解质平衡，必要时需要考虑气管插管，辅助机械通气。因为闭锁近端的分泌液的潴留，新生儿的口腔可能出现大量的白色泡沫样痰液，如螃蟹吐泡一样，胃管放入闭锁近端持续抽吸，但会因为闭锁使胃管在盲袋内盘旋，摄片下可以清楚看到。

胎儿生后在保证呼吸不受干扰的情况下，尽量减少新生儿的搬动，禁食也是预防肺部感染的重要措施之一。若有喂养过程需要详细了解情况，及时抽吸干净盲袋中的潴留，并采取抗生素治疗。任何吸入性肺炎的风险都要得到准确的控制。

在稳定新生儿生命征的基础上，要积极做好生后的诊断。一般胎儿生后一小时内及时行胸部正位片，对新生儿初期的肺发育和可能的食道闭锁做一初步判断（见图 2－3）。通常胸片可以看到在胸部正中、心脏的上方有一明显的充气盲袋，与胎儿期不同，若是在胎儿期看到的是充满液体的盲袋，则生后的胸片上可见到的是充气的盲袋。此时可以注意胸片膈肌下方是否有胃泡影，若有胃泡影，就可根据食道闭锁的类型确诊是Ⅲ型。在此基础上，需要判断远端瘘管的开口位置，最准确的方法就是造影，可通过少量反流到气管的造影剂清楚显示远端瘘口的位置，可以根据瘘口位置与近端盲端之间的距离，判断出

是Ⅲa 型还是Ⅲb 型（见图 2 －4）。因反流有可能造成气管刺激性呛咳，所以一般选用非离子型碘造影剂，如碘海醇，对新生儿没有很大的刺激，最重要的是它在体内几分钟就可代谢完，基本不构成对身体的影响。如胸片膈肌下方没有见到胃泡影，则需要考虑Ⅰ型长段型食道闭锁。根据诊断的不同类型，接下来的后续处理需要采取不同的原则，需要进行综合治疗方案的评估和筛选。我们目前主要介绍的是Ⅲ型和Ⅰ型的治疗方案。

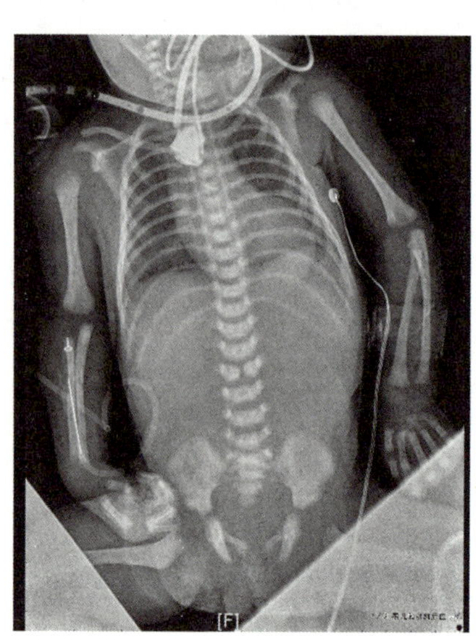

图 2 －3　注入造影剂后可显示食道闭锁盲袋

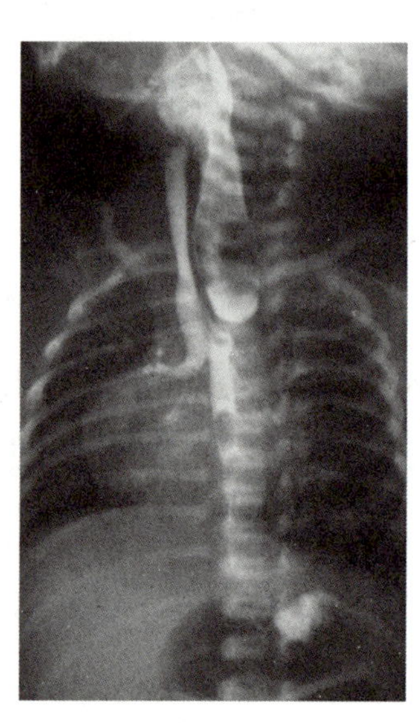

图 2 －4　上消化道造影提示Ⅲb 型食道闭锁

对于少见型的食道闭锁在处理上有很大的不同。如Ⅴ型食道闭锁实际上是食道气管瘘，因发病少，在诊断和治疗处理上没有太多的统一模式。特别是现在微创技术的普及，大多都趋向于微创治疗解决。但对于尚未熟练微创技术的，应用传统治疗方法仍有很大的风险。

九、新生儿食道闭锁手术治疗时机和方式的选择

手术治疗是新生儿食道闭锁唯一有效的治疗方法，我本人从事小儿外科三十余年，见证了中国食道闭锁治疗的发展史。20 世纪 80 年代初，我刚刚参加工作，当时的食道闭锁基本上是做一个失败一个，现在回顾起来主要原因应该是对新生儿重症监护管理没有专业的认识，死于并发症，如硬肿症及代谢综合征等，手术技术不是主要问题。当时国内已经意识到新生儿外科的重要性，在 90 年代开始有了新生儿外科的建制，有专门的从事新生儿外科工作及专科的医生。我于 1997 年调入广东省妇幼保健院，重点也是关注和着力于新生儿外科工作。随着新生儿外科工作的完善和进步，于 1997 年成功完成我来院后第一例食道闭锁手术。并在随后的工作中陆续完成了数十例的食道闭锁治疗，获得了 90% 以上的治愈率，开创了省妇幼保健院新生儿外科的新篇章。多篇关于新生儿食道闭锁的文章发表在国内的核心刊物上，也奠定了我院在食道闭锁方面的地位。随着技术的普及和广泛应用，食道闭锁的治疗已经在全国得到普及，而现在的产前诊断又使食道闭锁的认识更加向前迈进了一步，对提高诊断准确率和治愈率有了较大的进展。

以往的新生儿食道闭锁只要一经检查确诊，就即刻手术，通常都是在新生儿全身情况还没有得到及时调整，内环境尚处在紊乱中就进行了手术，这是手术治疗失败和不良预后的一个重要因素。但自从有了产前诊断，胎儿食道闭锁进入我们的视野，我们可以从容地进行方案设计和调整，尤其是手术时机的选择，通常生后的三天是新生儿内环境紊乱的时间，所以不需要抢救的新生儿不考虑在这个时间段手术。生后的一周内可以将所有手术前准备做好，在得出准确的食道闭锁类型后，即可决定手术方案。所以生后的一周左右是手术治疗的最佳时机，当然要在没有并发症或在有效控制并发症的前提下进行。

手术方案的选择主要取决于食道闭锁的类型，如常见的Ⅲ型，要确定为Ⅲa 型或Ⅲb 型。Ⅲa 型可以选择一期新生儿手术开胸完成治疗，进行食道和气管瘘管的结扎，行远近食道端吻合。对于部分在 2cm 多一点，但又是Ⅲb 型的，也可以一次性地做 Lividits 手术（螺旋形食道浆肌层切开延长）；而对于大于 2cm，一次性吻合有难度的和Ⅰ型长段型的可以选择新生儿期胃卷管代食道或结肠代食道一期吻合术，或可以先做胃造瘘，待 3 个月后行胃拖入胸腔吻合术等。无论何种手术，手术难度越大，耗时越长，预后效果也就越差，相对处理的问题也越多。

我在大量的临床实践中体会到，食道闭锁的处理需要精细的手术治疗，所以现代的微创技术无疑是改变治疗效果的有效手段，但在临床中也要客观对待。

十、食道闭锁微创手术和传统手术

新生儿食道闭锁的外科治疗有传统手术和微创手术之分。传统手术一般在胸腔右侧开胸入路，需要经胸膜外或胸腔内显露胸腔内后纵隔，因切口两侧胸壁较大幅度的撑开，对胸壁的损伤及产生的疼痛都会使小孩经历一次较大的伤痛。随着微创技术的提高和更加精致的手术器械的应用，微创手术在新生儿高难度复杂疾病的应用得以开展，经胸腔镜微创手术治疗食道闭锁，较传统手术而言，术野放大清晰，操作更精细，对组织伤害小，切口美观，是当前治疗的首选。

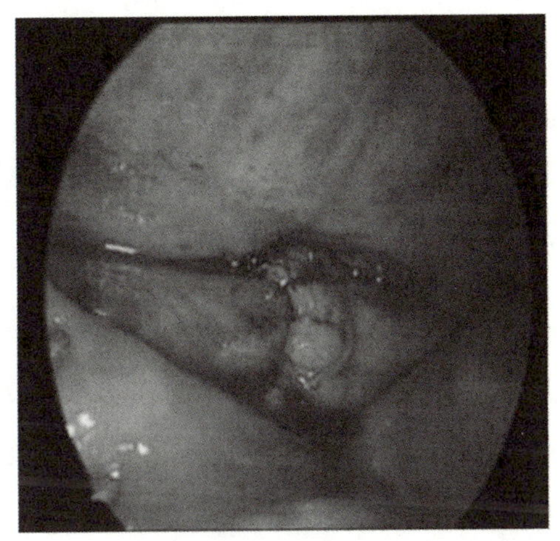

图 2－5　胸腔镜下食道吻合完成（见附图 6）

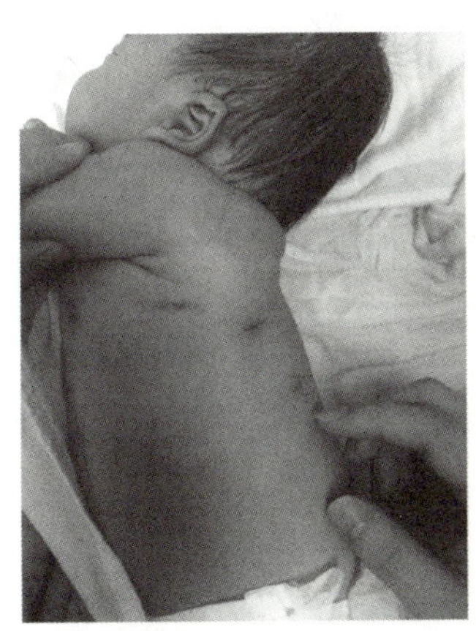

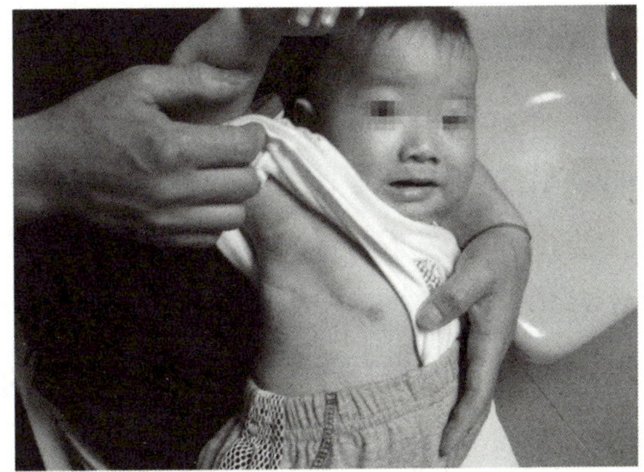

图 2－6　胸腔镜微创手术与传统开胸手术术后伤口比较（见附图 7）

1999 年 Lobe 首次报道经胸腔镜成功治疗食道闭锁，至今已经有十多年了，但至今报道的整体病例并不多，目前微创手术仅在大型的专业儿童医学中心开展。该术式的要求高，操作空间相对受限，操作的器械当前还很难达到精细操作的要求，新生儿易受二氧化碳气胸影响导致高碳酸血症、新生儿麻醉不

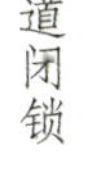

耐受等。因此，要开展微创手术，要严格把握手术指征，我的体会是，新生儿体重在2. 5kg以上，麻醉能够耐受，可使手术得以顺利进行。若在术中出现不耐受等现象时，也要能及时调整转开胸，保证手术安全和疗效可靠。

微创手术相对时间要较传统手术长，同时还取决于术者对技术的掌握和熟练程度。初期开展工作的复发率及再手术率高，还可以发生因二氧化碳潴留导致酸中毒；术中若使用电外科工作器械可导致膈神经的损伤或其他脏器损伤；在气管结扎处理时，因结扎线头滑脱导致瘘等。总之微创是一个新技术，在没有成熟和熟练掌握之前，选择需要慎重。

在食道闭锁微创治疗方面，我向大家推荐江西省儿童医院的黄金狮主任，他既是我的学生，又是我的老师，更是我的同事和同行，他在这方面给了我很大的帮助，并一直在努力为我国的新生儿外科尤其是新生儿食道闭锁的微创治疗推陈出新。他是当今国内食道闭锁微创技术的第一人，他开展的食道闭锁微创技术改变了传统的食道闭锁治疗模式，挽救了无数食道闭锁患儿，并引领了新生儿微创的潮流，相信大家在很多媒体上都可以看到关于他的报道，希望更多的食道闭锁患儿能够在他那里得到更专业、更精确的治疗。

第三节　胎儿食道闭锁当前存在的问题

一、关于胎儿食道闭锁的医学伦理问题

妈妈们常常问：“教授，这个病在哪里可以看？北京、上

海有这样的专家吗?”其实有很多专家研究食道闭锁，但没有专门研究胎儿的。为什么呢?因为我国现在的医学架构尚没有专门的胎儿医学科。超声诊断一是因为检查结果是间接的，二是因为它是功能检查科，并不能为临床提供解决方案。很多检查科医生对胎儿食道闭锁的认识仅局限于书本知识和超声影像学知识，而对食道闭锁产生的一系列临床特征大多没有经验。同样产科医生不能对胎儿食道闭锁做出诊治是因为胎儿本身的疾病就不是产科专业内容，只能说与产科相关。但要小儿科或外科医生给予处理意见时，又受限于相关专家对胎儿知识认识的有限，他们通常会告诉你，生后可以来找我，那么生之前的问题找谁呢?这就提出了胎儿医学的实质：我国现有的解决办法是在医院内成立胎儿医学的多学科会诊，但由于各学科的专业局限，最终对于决定胎儿去留时，往往倾向于放弃治疗。这是因为各个专业都是从本专业的风险做出判断，而缺乏综合统一的管理和风险分担，导致无人愿意承担总的综合管理风险，这就是现阶段医学伦理和医学法律法规尚未涉及的领域。我院早期的胎儿多学科工作中就出现类似的现象，由于没有强大的医学伦理支持下，评价标准不统一，加上我国长期的出生缺陷筛查的惯性作用，所有胎儿异常以引产为原则，导致胎儿父母无所适从，对未来可能面临的胎儿疾病心生恐惧，最终选择放弃。

医学伦理要求我们要敬畏生命、尊重生命，在胎儿医学的评估和处理中，要在妈妈安全、家庭满意的基础上，以最大限度地让宝宝得到医疗的最大益处为原则。即要应用现在的医学知识，尽可能地挽救胎儿生命。胎儿食道闭锁在孕期相对来说是无风险的，生后治疗可以达到90%以上的治愈率。宫内需注意的主要是羊水过多可能发生的早产，但由于有了远程胎监管理，可以迅速、准确地将胎儿到新生儿的诊疗过程无缝衔接。因此，食道闭锁胎儿是可以正常生产的，并有机会治好的，不需要违反医学伦理而轻易做出引产的决定。

二、关于胎儿食道闭锁引产

根据上述的胎儿食道闭锁相关知识了解到，胎儿食道闭锁显然没必要引产。但在我国，现实中被动引产的现象普遍存在，在我多年的诊疗经验中，即使得到诊断后，大多的家长仍会选择放弃，而那些较难怀孕的或通过试管怀上宝宝的妈妈会选择坚持下来，这显然不符合医学伦理。由于我国目前最先接触到胎儿食道闭锁现状的多是超声和产科医生，受自身知识和专业的局限，以及对食道闭锁的风险的恐惧，没有正确地评估，而只是强调风险，无形之中导致家长在判断上难以取舍。因此迫切需要科普食道闭锁的相关知识，同时也需要有专业的胎儿医学科进行评估，胎儿医学科专业评估的出现对解决这类问题具有现实的意义。让胎儿父母充分了解食道闭锁的实质和预后，了解未来可能面临的诊疗过程和风险，由胎儿父母做出选择。因为只有在详细了解疾病的基础上做出选择才是最符合伦理和人性的基本要求。胎儿父母与胎儿联系最密切，尤其是母亲，她已经感受到了宝宝的一举一动。所以要珍惜生命，是否放弃生命，需要得到医学最权威的评估才可以做出判断。在我院目前最少需要两位以上的副主任医师签名才能确认引产，以规章制度来确保胎儿是在正确的医疗背景下得到专业的，贯穿伦理、人文的诊治，这需要大家共同参与，提高认识，从而杜绝在没有得到医学专业指导下就轻易选择引产的情况的发生，这同时也需要得到法律和法规的制度保障，也希望引起有关部门的重视。

对于胎儿有明确疾病，特别是有明确的遗传学疾病，也要遵循伦理学要求，尽量尊重胎儿父母的意愿，在充分咨询和了解疾病的基础上做出选择。

三、胎儿食道闭锁诊断的可靠性

目前胎儿食道闭锁的诊断主要是依据超声和核磁共振的影像学，但受制于形态学的特点，即超声检查时医生的经验和专业背景、胎儿的孕周大小、仪器的选择及品牌、胎位及羊水等都可影响到诊断的准确性。而食道闭锁并不能直接从影像学中看到，而是在发现没有胃泡或胃泡小的情况下进行间接判断。因此，可能与胎儿的实际情况有很大的差异。核磁共振只限于孕 20 周后，对食道闭锁盲袋的确认有意义。所有相关的胎儿食道闭锁的检查都需要回归到临床医生进行综合判断后才能确保诊疗的可靠性，这在临床医学中是一个常规。正如感冒上医院，尽管做了很多检查，但最终还是需要拿这些检查结果找看病的医生，由有临床经验的医生做出分析，给出解决方案。依赖于各种检查，而没有临床经验，给不出解决方案的都不是专业医生，这一情况在目前胎儿医学中尤其严重。希望父母们认识清楚，胎儿食道闭锁一定要找专业的临床医生咨询和判断，尽管他们可能不了解食道闭锁，但懂得介绍到专业机构或专业医生那里，知道转诊处理。目前，胎儿食道闭锁的产前诊断主要为Ⅰ型，诊断率为90%，但不常见；而Ⅲ型为常见型，占85%，但诊断率不足30%。因此，Ⅰ型诊断的可靠性高，但在临床上并不多见，而Ⅲ型临床上很常见，但产前发现的概率较低，这就形成了胎儿食道闭锁诊断总的发现概率不高。临床上可依据的标准不清楚，也给产前胎儿评估造成一定的困难，需要得到充分认识。在这里特别强调超声医生发现问题的关键，其要对食道闭锁的不同类型有清楚的了解，不同类型产生的胎儿期影像表现和特征构成了临床丰富的个体表现，再加上有并发症的可能，仔细检查总是能够发现异常改变的。

四、孕期羊水过多的情况

胎儿食道闭锁最早可能在孕18周发现，但通常都在孕24周后。伴随着羊水过多，影像学特征会越来越明显，在孕期内不会消失。在Ⅲ型食道闭锁中，羊水循环梗阻随着瘘管大小或堵塞程度而变化，瘘管越小，堵塞越严重，羊水越多，孕后期越明显；瘘口越大，堵塞不明显，羊水循环可以经过气管瘘管到达远端的食道并进入胃和肠道得以循环，所以羊水正常。一旦出现羊水过多，少有会消失的，但是否不断加重，需要看羊水产生的量和梗阻情况。通常情况下，羊水会随着孕周逐渐增加，特别是孕晚期，羊水增加可导致孕妇腹胀、食欲缺乏、呼吸不适等，严重的可导致早产。所以强调在孕后期有条件的孕妇尽可能到医院附近待产，或进行远程胎监管理，确保分娩过程和新生儿1小时的处理得到无缝衔接。

由于羊水过多可引起早产，所以必要时，要考虑孕后期进行羊水穿刺引流。选择穿刺的标准是，羊水过多，妈妈腹胀难受，超声检查羊水量大于200mL，就可以考虑行超声监视下羊水穿刺引流。但不能全部放出羊水，原则上放出总量的1/4，让妈妈感到舒适为宜；放出的速度要尽可能的慢，防止骤然的压力变化导致胎膜早破。在孕后期穿刺后很快又出现症状时，可以反复穿刺抽液，但一定要注意防止感染，需要在严格的医疗条件下进行。大部分情况下，羊水穿刺治疗是安全的，个别出现晕针或穿刺放液后不适的，需要密切观察，监测血压和胎心。穿刺引起的并发症主要是胎膜早破，需要注意防治。其次还要注意穿刺引起的胎儿损伤，所以要严格把握适应症。

五、关于近端食道盲袋征

食道闭锁的最直接特征之一就是近端的食道盲袋，它通常是在颈前及胸部的上段呈一盲袋的影像学表现。若能在产前超声或核磁共振检查时见到这一特征，就是最直接的证据，可以确诊食道闭锁。有文献报道产前超声检查诊断率可达80%。

但遗憾的是，临床实践中这一现象并不常见，相关资料显示，产前超声检查捕捉这一特征十分困难，因为胎儿在宫内会有吞咽功能，动态下是可以看到食道运动以及羊水在食道或气管内的流动。理论上不吞咽的羊水会潴留在近端的食道盲端，形成典型的食道盲袋，但因为潴留的羊水很快就会排空，所以实际上是难以看到食道盲袋的。

还有报道称，在核磁共振下可以清楚地显示近端的食道盲袋，并可获得较高的诊断准确率。但从我们的资料可以显示，产前核磁共振检查无法在影像学上对其做出较准确的判断，核磁共振检查可以见到较小的胃泡或未见到胃泡，可以见到羊水过多，但在颈前或上纵隔较难显示扩张的食道盲袋。此外在我们的资料中，对Ⅰ型食道闭锁可以见到很明显的盲袋，但从来没有确诊Ⅲ型的。所以对于有瘘管的Ⅲ型在产前核磁共振检查中并没有可靠的诊断依据，这也是Ⅲ型的诊断率在产前较低的原因。而Ⅰ型食道闭锁尽管发病率低，但诊断准确率却较高。

由于胎儿食道闭锁的诊断率低，也促使我们需要在这方面加强学习和提高认识，有条件的医院可进行超声的动态监测或持续的观察，追踪近端闭锁盲袋，在持续的监测下有可能会得到可靠的依据；没有条件的医院，需要尽可能地将孕妇转诊至有资质的胎儿医学中心进行诊治。对于所有临床上有怀疑胎儿食道闭锁的一定要在三级医院进行评估，确保诊断的准确性，真正尊重胎儿、尊重生命。

六、核磁共振对胎儿食道闭锁的作用和安全性

在上一篇胎儿膈疝中已经对核磁共振的相关性做了较详细的介绍，这里仅就相关胎儿食道闭锁的内容再次强调。

相比于超声诊断，核磁共振对于诊断胎儿食道闭锁有不可比拟的优势。核磁共振视野大，能较好地从矢状、冠状以及横断面成像，且不受胎儿体位、孕妇体型等的影响，软组织分辨率高，矢状面和冠状面能较清晰地显示出整个食道闭锁的盲端，能根据不同类型的病理特征性信号在同一平面区分胸腔内的结构。对于超声诊断困难的Ⅲ型可以从胃的形态上进行区别，可以减少漏诊或误诊率。相比于超声诊断，核磁共振不受检查时间以及检查者的影响。所以核磁共振是胎儿食道闭锁的必要检查手段，对预测胎儿未来结局意义重大。

目前大多数学者认为在妊娠前3个月进行核磁共振检查要慎重，对妊娠3个月以上的孕妇必要时可进行核磁共振检查。这也是妈妈们普遍关心和担心的问题。

核磁共振在胎儿食道闭锁的应用还只是刚刚开始，并没有太多的标准，但在临床实践中，还是可以得到很多鉴别诊断信息的，较胎儿超声的影像更直观，且不受任何检查者的干扰。任何有经验的医生都可对获得的影像结果进行判断，但关键是要获得矢状、冠状以及横断面成像。有很多妈妈经常从远程传来图像要求我们进行评估，但多因图像资料不全，无三维成像或模糊不清而无法进行评估。

尽管核磁共振有诸多好处，但也有不足。对于胎龄小于20周、体积小且胎动频繁的胎儿，核磁共振仍难以清晰显示出胎儿的解剖结构。并且相对于超声，核磁共振价格昂贵，设备没有得到普及，因此目前不作为产前筛查的首选手段，而仅作为胎儿食道闭锁的辅助检查。

七、胎儿食道闭锁孕周的不同阶段变化和治疗方法

胎儿在宫内由于依靠的是脐带和胎盘供氧，所以食道闭锁并不会危及胎儿生命，除非羊水过多导致胎儿水肿。但因为部分羊水过多对整体发育不构成影响，所以临床上胎儿在宫内少有继发性的胎儿异常。

孕晚期发现的食道闭锁通常或多或少有羊水过多的现象，这部分胎儿仅需要密切随访胎儿超声，待足月分娩后再进行治疗。羊水过多的处理原则要结合妊娠月份来决定，如胎儿 <24周，羊水不多，可选择期待治疗；孕晚期羊水增多，常常导致

妈妈腹胀难受，可考虑羊水穿刺放液减压，相关的处理标准和原则前已述及。虽然此项技术尚需要更多的循证医学证据，但可以给需要的妈妈们减少心理压力和身体负担，以及为患儿带来更多的希望。

对于羊水过多的胎儿食道闭锁可以考虑产前常规应用皮质激素促进胎肺发育成熟，尽管循证医学证据不多，但因临床上操作简单、安全，可作为其治疗基础。在孕 28 ~ 32 周，地塞米松每次 5mg，每天两次，连用两天，对于有早产风险或有肺发育不良风险的都可考虑使用。孕期加强营养，补充多种维生素，保持良好的生活习惯，不主张过多地补充营养和某一种补品，也不要听信哪一种东西能对胎儿的疾病起到多大的作用。所有的营养都是通过妈妈的胎盘经脐带输送给胎儿的，而妈妈的营养是通过消化道吸收获得的，所以只需要妈妈的营养正常，即可使胎儿获得营养。而过多地改变或干扰妈妈的营养渠道，也会构成对胎儿的影响。

曾有人提出是否需要对食道闭锁胎儿进行产时胎儿手术，国内甚至也有个别医生尝试这个方法。首先可以确定的是不必要做，因为整个分娩过程不会对胎儿的生命构成威胁，其次尚未见国外有此类报道。对于胎儿食道闭锁，只需要做好生后的早期干预和管理即可，过度的医疗只会增加胎儿及母亲的风险。

八、围产期管理

在新生儿食道闭锁的管理中，围产期处理前面已经提到，但在这里仍然要强调它的重要性，因为它是衔接胎儿到新生儿的一个重要环节，若这个环节处理得不好，将可能前功尽弃。在做好包括镇静、禁食、胃管减压、吸痰、体位、保温、保湿、抗感染、纠正水电解质平衡等基本处理后，还要及时拍片、造影、建立静脉通道、脐动静脉置管，需要重点考虑呼吸道管理。因为胎儿生后的闭锁近端的分泌液潴留导致吸入性肺炎，是会影响所有治疗的结果的，需要特别预防。及时插入胃管、持续地吸引、控制潴留液的吸入是胎儿生后最重要的措施。

在稳定生命征的基础上，判断病理类型、控制感染、尽早手术是基本原则。但在新生儿液体管理上，对于很多没有专门处理条件的医院或人员需要十分重视，因为新生儿生后的一周内不需要太多的液体，可以适当控制水的摄入。对于在寒冷地区尤其是在冬天出生的部分新生儿还要积极控制硬肿症的发生，而液体的不稳定进入也会导致硬肿症的发生，需要特别注意。

手术后作为支架管的胃管留置必须保留足够的时间，除了作为支架，还将为后续的进食或辅助进食提供通道。在术后的5 天内要特别注意新生儿是否发热，若此时发热，需要注意检查是否出现吻合口漏，虽然不影响生命，但会影响治疗进程和整体治疗方案。出现吻合口漏后需要进行两周左右的禁食和静脉营养，有条件的可行肠内营养。静脉营养有可能对新生儿的肝脏造成一定的伤害，所以治疗一段时间后需要复查肝功能。手术后的胃肠功能多在 24～48 小时内恢复，所以有肠内营养的可提早进食，若判断肠功能恢复较慢，则需要根据医生的判断再做决定。术后一般不做胸腔闭式引流，所以若有引流管，也多在术后3天根据需要拔除。总之，父母们术前要多关心什么时候手术，术后要多问医生手术效果及术后的注意事项等。食道闭锁的治疗过程大多流程化，所以不用太担心，防止并发症和努力提高患儿治疗后的生活质量是目前的主要方向。

九、食道闭锁的微创问题

前面已经讨论了新生儿食道闭锁的微创和传统手术内容，在这里还需要重点交代一下关于微创的当前发展现状。

新生儿食道闭锁通常在生后的一周左右进行手术，若围产期的准备做得好，手术就相对容易。因为对于麻醉来说，术中的呼吸管理至关重要，虽然它不像膈疝的处理要求高，但在术中仍然要保持可能的单肺通气，使手术操作视野充分显示。术中若是血氧控制得不好，需要考虑中转开胸。

由于是在新生儿胸腔内进行微创手术，所以对手术器械的要求较特别，除了建立的胸壁通道要用3mm的套管针，操作的分离钳、针线等都需要用最小的规格和标准，且要求术者通过专业的微创培训和训练。对于食道闭锁的微创学习曲线至少需要40例，才可能培养成为一个合格的医生。所以需要术者具有良好的专业素质和丰富的临床经验。

微创下的放大效果，使得传统的手术技术逊色很多，但若术前的条件很差，如早产、低体重、严重的肺炎等都不能为微创提供手术的保证，所以胎儿食道闭锁对围术期的专业管理，为手术创造了更大的空间。

微创手术治疗新生儿食道闭锁对于医院的条件要求较高，除了要有较专业的器械外，还需要强调新生儿麻醉和新生儿重症监护病房的管理，尤其是麻醉、呼吸的控制是影响手术成败的关键因素，我们在前期开展中都曾因为麻醉问题而导致中转开胸。所以对于尚未开展此项技术的医院需要在专家的指导下进行，或有多例培训经验。由于食道闭锁微创手术的复杂性和高难度技术要求，医生最少要经过 40 例手术后才能独立解决问题，或有胸腔镜技术 100 例以上、食道闭锁 10 例以上才具有独立操作的能力。

十、并发症及预后

新生儿食道闭锁手术治疗主要的并发症包括：术后的吻合口漏、食道狭窄、食道气管瘘复发及胃食道反流。大家都知道，因为闭锁近端的食道闭锁后出现扩张，而远端的瘘管口大多细小，当将二者缝合时，有一个近一倍的口径差距，因此吻合后的伤口是一个漏斗形，强调要有丰富临床经验的医生才能处理好这样的伤口。自然术后出现吻合口漏的概率就会较高，一般文献报道发生吻合口漏的概率为 14% ~16% 。好在大部分吻合口漏都不需要特殊处理，禁食和营养支持就能自愈。

因为距离较大，导致张力较大，缝合难度增加，容易出现食道狭窄，一般常规术后一个月行一次食道扩张预防食道狭窄，连续扩张数次也多能解决，无须再次手术。

在处理了Ⅲ型的食道远端与气管之间的瘘口后，仍有可能造成食道气管瘘的复发，瘘复发的发生率不高，一般为 2% ~ 10% 。瘘口较小的多可以自行愈合，持续瘘口开放，感染控制效果不佳者，可考虑胸腔镜下探查及瘘管修补和结扎。

胃食道反流是一个长期慢性的过程，它是因为食道的远端功能失调导致胃内容反流到食道。胃内的酸性物质与食道的碱性环境发生化学反应，主要表现为呕吐、嗳气、反酸、有胸骨后烧灼性疼痛，长期的胃食道反流可能导致新生儿生长缓慢、营养不良。需要对症状进行综合的判断，考虑用药物抗反流治疗，必要时可能需要再次手术改变食道下端的功能。

食道闭锁的预后良好，国内的报道中最高的可达95%的治愈率，与国际水平基本接轨。近年来，国内专家更多的是强调如何提高患儿生活质量，减少并发症，特别是严重并发症，如胃食道反流、严重的食道狭窄等。对于过去少见的食道闭锁类型和长段型食道闭锁进行了更多的改良和创新，并已经取得了突破性的进展。

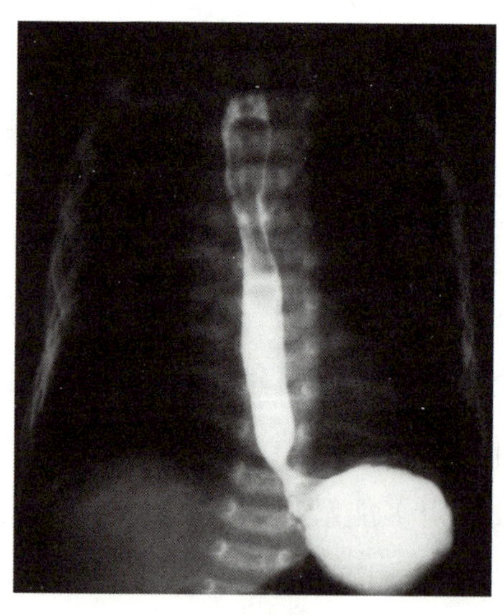

图2－7　食道闭锁术后

第四节　胎儿食道闭锁的典型病例介绍

一、我的第一例食道闭锁成功案例

当1997年香港回归时，我作为人才引进，从江西省儿童医院来到了广东省妇幼保健院，负责组建小儿外科，当时对新生儿食道闭锁的理解就是一个重大的先天性消化道畸形，死亡率极高，达到80%，与国际上报道的90%成活率有着巨大的差距。当时全国的小儿外科才刚刚兴起，对于新生儿仍然沿用成人的标准，且没有现在的一系列重症监护设备，救活食道闭锁患儿是医学难以攀登的一个高峰，对我而言则是需要进行自我突破。

来广州不到半年，我接到来自肇庆市端州妇幼保健院转来的我到广州后的第一例新生儿食道闭锁病例：新生儿早产，孕36周胎膜早破，剖宫产娩出。虽然当时还没有常规的产检，对胎儿食道闭锁还没有概念，但知道羊水过多会导致早产，而食道闭锁会导致羊水过多。孩子生后体重只有2.2kg，口吐白色唾液，胃管反复都不能插入。转来我院后，我安排了上消化道造影，经摄片显示为典型的Ⅲb型。在与家长的沟通中，我详细地解释了食道闭锁的风险及可能的预后，虽然手术的操作和经历我都有，但还没有成功的案例。孩子的父亲是淳朴的广东人，我所谈的情况他并不十分清楚，但还是很肯定地签名同意手术，尽管我一再说明风险。

手术的经过很程序化，但在当时也是十分了不起的，因为国内还并没有多少能做新生儿食道闭锁手术的医生。经胸行气管瘘结扎，将近端食道盲端游离暴露，并与远端的食道行端口吻合，手术过程很顺利。这一例手术完成了新生儿的气管插管、呼吸机的管理、原始的麻醉管理以及新生儿的输液等在当时来说均为高难度的医疗实践和操作。因为当时小儿外科刚刚建立，新生儿外科的概念还没有，所有的治疗需要借助新生儿内科重症监护的平台。我和新生儿内科主任陈运彬联手进行术后管理，后来我几乎天天都在为孩子的变化进行管理和调整，这也正式启动了我院新生儿外科与新生儿内科的合作模式，这种模式后来在我国的多家医院都得到推广。术后的经过也相当顺利，宝宝经抗炎、撤机、进食及伤口拆线等，在手术后第11 天痊愈出院。

当看到父母高兴地抱着孩子出院时，我在为他们感到高兴的同时，内心也为孩子能这么顺利地治疗出院感到庆幸。虽然有侥幸的因素，但这意味着新生儿食道闭锁的治疗并不是一座难以攀登的高峰，应用现代的医学知识是可以改变现状的。同时也意识到，新生儿重症监护的强大作用，加强与新生儿内科的合作，将外科技术与新生儿内科的重症监护管理结合起来，将很好地解决新生儿外科的疑难问题。当然需要尽快改变所有配套的体系，包括麻醉、转运及手术器械。

虽然这一病例得到成功救治，但在后来的工作中，随着食道闭锁病例的增多，我遇到的问题也越来越多，如吻合口漏、食道狭窄、胃食道反流等，这也为我进一步认识食道闭锁打开了一道门。

二、理想的食道闭锁治疗

这例新生儿食道闭锁治疗之所以理想，是因为孩子来到我院的整个医疗过程十分顺利，代表了现代小儿外科诊疗的水平。

几年前，有一江西孕妇产前发现羊水过多，胃泡小，始终都有见到胃泡影，在确诊食道闭锁方面还没有太多的概念。在当地医院分娩后，发现新生儿口吐唾沫，即怀疑食道闭锁，给予插胃管，转送至南方医院，并在南方医院及时地给予经胃管持续吸引，使分泌物不会进入气管内，控制了吸入性肺炎的发生。随后在专业人员的护送下转至我院，术前的条件相当好，确诊为Ⅲb 型，行瘘管结扎一期根治端端吻合术，术后顺利撤除呼吸机，尽管孩子的父母十分着急，但孩子的表现及手术的顺利让孩子的父母从焦虑中解脱出来，我得到孩子全家人的感谢和赞扬。术后五年多的随访，孩子除偶有几次咳嗽、感冒外，生长发育和正常同龄人没有差别，身高、体重均达标准。食道吞咽检查无反流、无梗阻感，上消化道造影显示吻合口无狭窄，造影剂通过顺畅。手术后的右侧胸部伤口可见到痕迹，但无太大障碍。目前孩子上小学，成绩在班上名列前茅。孩子后期的恢复也得到了理想的结果。

胎儿食道闭锁在产前没有太大的风险，所以大多在产前无须处理。但在胎儿生后特别是生后的一小时，相关的处理和检查都需要配套跟上，而最重要的是要由有经验的儿科医生对新生儿出现的表现进行判断和及时的处理。由于过去大多没有产前的胎儿信息，胎儿大多按正常情况分娩，多因为生后出现症状才来医院进行诊断，当确诊后往往伴随的并发症也表现出来了，甚至是直接以并发症表现而就诊，为后续的治疗增加了难度和风险。而有了产前诊断，可以在分娩前即做好相应的准备和安排，如宫内转运、围产期干预等均可确保新生儿处于原发病状态，而无其他并发症。

这个病例治疗理想的前提还在于转运的条件和专业的成熟，该患儿从江西转至南方医院，没有受到疾病的影响，一直用胃管减压，在转来我院途中，也一直有持续负压吸引，一直处于禁食的状态并保持液体的补充，没有发生任何吸入性肺炎的风险，也没有造成水电解质及酸碱平衡紊乱，行程中还有专人陪护。转运过程中的保护完全达到最专业的水平。

虽然孕妇产前没有得到肯定的诊断，但很好地完成了生后的基本处理及安全转运，并做到了术前确诊为Ⅲb 型食道闭锁，病理类型是常见型，处理流程顺畅。术中瘘管的结扎，闭锁端从大到小的精细吻合，手术时间仅用了半小时，所有过程均代表了现代小儿外科的经典水平，所以有了较理想的结果。

三、我的第一例Ⅰ型食道闭锁成功案例

三年前我在门诊接待了一对夫妻，超声检查怀疑为食道闭锁。他们由于不孕症在外院进行了试管婴儿治疗，现在已经怀孕 6 个多月。望着这对夫妻，我看出他们对胎儿的疾病都十分焦急，希望我能给他们一个满意的答复。他们来自湖北农村，在中山市打工赚钱，结婚多年未孕，求子心切，看了多家医院花费了大部分积蓄，就希望能顺利地得到一个孩子，传统的观念决定了他们结婚后努力的目标。

了解了大概病情后，我首先安排孩子的妈妈做一个超声检查，超声检查提示胎儿胃泡消失，持续动态观察 30 分钟，仍未见胃泡影，同时伴有羊水过多；排畸检查结果显示脊柱、心脏、肾脏等均未发现异常，提示为单纯的食道闭锁。我心里对这个结果感到满意，因为以我的经验和技术能力，是有把握解决这个病例的。我以超声检查报告为依据，对他们夫妇进行了基本情况的咨询。我向他们解释了胎儿核磁共振对诊断治疗的重要性，因我院当时尚无核磁共振设备，希望他们能去外院做一个这样的检查。我帮他们联系到了广州军区总医院，让他们尽快拿结果给我。

两天后他们带来了核磁共振的检查结果，因为当时国内对胎儿食道闭锁的认识尚浅，影像专业人员尚无法作出判断，因此只做检查，不发报告。根据我多年对食道闭锁诊治的经验，结合胎儿期间的特点，我很容易地就对结果做出了判断。在胎儿的后纵隔颈段可以清楚看到有一个扩张的近端食道盲袋，这就是国外文献报道过的“Ponch Sign”，依据这一点，即可确诊。但我当时还有一个疑问，在食道闭锁中Ⅲ型是常见类型，但该病例看不到胃泡影，且羊水量较多，是否有可能不是Ⅲ型呢？片子上并没有明确答案。

在接下来的复诊中，超声检查提示胃泡仍然持续消失，且羊水量增多明显，我的直觉告诉我这有可能不是Ⅲ型食道闭锁，要高度怀疑是Ⅰ型食道闭锁。

在经过 35 周的宫内成长，胎儿终于顺利出生，宝宝出生后的哭声响亮，各项指标也都顺利达标，按常规进行了生后的及时吸痰和清理口腔呼吸道分泌物，保证不发生吸入性肺炎。

孩子顺利地转入我所在的小儿外科病房，经过造影检查证实我之前的判断，这确实为一例相当少见的Ⅰ型食道闭锁，也就意味着这是一例少见的长段型食道闭锁，两个盲端之间的距离有4cm。按照医学标准，这是一个常规需要两次手术才能解决的疑难问题。由于闭锁两端距离太长，一次性将两端缝合起来是不可能的，现在常规的做法是先做胃造瘘，即在腹部开放一个口，让营养直接从胃到肠，而回避了闭锁的食道。经过一段时间的生长，通常是2~6个月后，闭锁两端的距离会随着孩子的长大，逐渐减小，在符合一次性完成手术治疗的目标后，再行完成根治手术。但在临床实践中我知道，绝大部分家长都希望能一次性解决问题，以往我还遇到要求只进行一次手术，若要两次手术就放弃治疗的家长。因此，我将我的思路告诉家长，考虑到他们的经济条件，我也希望能一次性帮他们解决问题。但对于长距离的食道闭锁，我打算用孩子的胃来代替，这就需要在手术中开胸、开腹。这是一种新的术式，即将胃游离，在胃大弯部分截取长度4cm的胃壁卷管，并带血管网袢，保证血液供应，然后再送入胸腔，与闭锁近端做吻合，形成中间闭锁的部位，镶嵌一段游离的带血管网的食道，形成上、下两个吻合口，这是一个十分精细的高难度手术，它需要新生儿的麻醉保证手术过程平稳，且因为在胸腔和腹腔同时有两个手术切口，手术部位的变换造成新生儿术中管理困难。

准备就绪后，手术按计划顺利进行，先开胸检查确认食道闭锁诊断，并找到近端盲袋，游离后转到腹部，开腹提出胃，在胃大弯取长4cm、宽约1cm的胃壁，保留血管网，在支架的支撑下，形成管道，并将卷管的管道送入胸腔，与近端闭锁的盲袋吻合，远端与近贲门的食道吻合，手术耗时约两个小时，过程顺利。术后在新生儿重症监护病房管理下，孩子进食无异常，痊愈出院。孩子的父母满心欢喜，见到我喜极而泣。术后回院行停产扩张两次，随访至今无特殊，生长发育良好。

这对夫妇是幸福的，这个孩子也是幸运的，这个病例是我三十余年来的经验总结，是我采取这种新术式挽救的第一例Ⅰ型食道闭锁。住院期间，家长不停地询问孩子的病情变化，实际上我比他们更着急，孩子的每一个变化都牵动着我的心。为了保证手术过程的顺利，我全力以赴，对病情的变化随时做出处理和调整，孩子经历了生命征稳定、撤机、伤口处理、拔除尿管、拔除胸管、试喂糖水、造影检查、进食渐进等环节，孩子的进展一切顺利，但每一个进步都倾注了我和团队的大量心血。孩子终于可以出院了，孩子的父母不停地用最朴实的语言表达感谢之情，我也感到十分的幸福，这正是作为一个医生一生所追求的。这种成就感、荣誉感和幸福感才是医生最大的奖赏。

前面已经介绍过了，Ⅰ型食道闭锁虽然少见，但在产前的超声诊断中几乎可以获得90%以上的诊断率，但其实在治疗中的进展也是近几年才获得较大的突破，但都以拟两期治疗的原则为主，到目前为止，尚无一期根治的报道。所以这一例的成功对我从事几十年的小儿外科来说，是一次很大的自我突破，也代表着国内小儿外科的一个新动向。

现在这个病例的救治过程仍历历在目，尽管过程很辛苦，但倍感荣幸，因为我们有家长的殷切期待，有孩子的努力，有团队的配合，有领导的支持。看到家长灿烂的笑容，听到孩子的欢笑声，我不无感动，既感动生命的严肃，也感动生命的伟大，更是感动人与人之间的和谐与时代的进步。

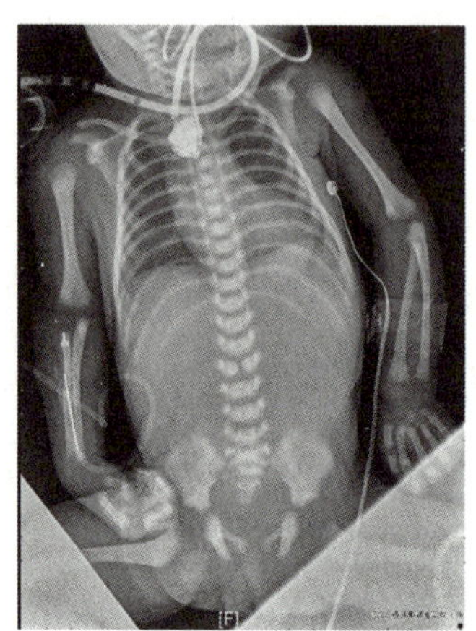

图 2－8　食道远端见闭锁处一盲袋，食道下段未见显影

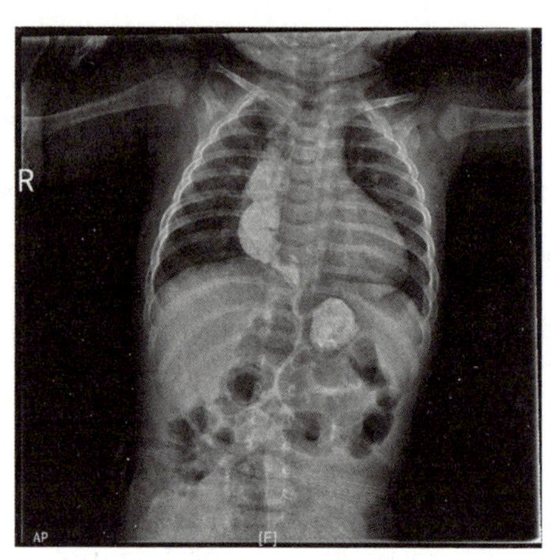

图 2－9　先天性食道闭锁术后

四、胎儿 VACTERL 联合征

对胎儿食道闭锁的认识逐渐让我在行业内有了一定的名气，在我完成了多例食道闭锁的成功诊治后，2012 年我接诊了一例胎儿食道闭锁的多发畸形病例，也是我的第二例用我自创的方法，在新生儿期一次性地行长段型食道闭锁的一期手术的典型成功病例。

孕 25 周，产前超声检查提示胎儿胃泡消失、羊水过多，连续动态检查均未发现胃泡影。根据这份检查报告的内容，我基本上就可以确诊了。孩子的父母带着无比焦急的心情，盼望我能给他们一个有希望的答复。按常规，我首先进行伦理学的介绍，告诉他们目前胎儿检查的客观性和潜在的风险，明确告诉他们孩子是肯定可以要的。在咨询中了解到，他们也进行了试管婴儿治疗，对要这个孩子的预期值是十分高的。我详细做了关于食道闭锁的治疗和风险，以及未来可能发生的并发症的讲解，让他们明白，在确定要这个孩子之前，还有许多检查要做。首先需要再次超声确诊，接下来做核磁共振检查，对相关的可能畸形做鉴别，尤其是检查胎儿的心脏、脊柱、消化道、肾脏及肢体等有无异常。与此同时，还需要对遗传学检查作规范的部署，如做唐氏筛查及羊水的染色体检查等。

两个星期过后，相关的检查结果陆续出来了，染色体检查正常。超声检查如前所述一样，仍然未见到胃泡影、羊水过多，胎儿有宫内发育迟缓现象。关键核磁共振检查结果出来后，提示有 VACTERL 联合征的可能，因为在脊柱的检查中发现，在腰椎第 2 ~3 椎体，显现蝴蝶状表现，即出现椎体分裂，形如蝴蝶椎的畸形；羊水多、肠管扩张，不排除有消化道畸形的可能。根据我的经验判断，食道闭锁的类型可能是Ⅰ型，考虑到我对治疗 VACTERL 联合征的经验和对Ⅰ型食道闭锁的理解，我详细介绍了这方面的有关情况及可能面临的不良预后，孩子的父母听了我一番介绍和解释后，心中的石头落了下来，孩子妈妈说：“俞教授，不论什么情况，只要有机会要这个孩子，我们一定会争取的。你也知道我们是试管婴儿，前面多少艰难的过程我们都熬过来了。现在虽然有这些问题，但都有机会治愈。你放心，你说怎么办，我们就按照你说的做。”孩子爸爸说：“俞教授，我们就是冲着你来的，知道你在这方面是很权威的专家，我们也在网上搜索了很多关于你这方面的文章和报道，相信你能帮我们的。”

之后我给他们提供了一套后续的治疗方案，首先确定复查的频率和内容，注明监测的含义，强调后期羊水过多的危险和处理要点，计划分娩的时间和安排，了解我院的工作团队和产科的衔接。孩子的父母也同样抱着即将为人父母的喜悦和忐忑，为未来准备迎接宝宝做好了心理准备。

由于羊水多，分娩时间提前了，在孕 37 周时，妈妈在我院产下了一个 2.6kg 的女婴。当妈妈在产床上看到呱呱啼哭的孩子时，流下了激动的泪水，我也为了保障宝宝的安全，亲自到床边进行了处理。根据程序，宝宝出生后要严格禁食，不能喂水或任何液体，清洁口腔及气道内羊水，胃管插入时有明显的阻力，并很快从口腔冒出来，临床上基本可以确定与产前诊断一致，为食道闭锁。在检查宝宝全身时发现合并肛门闭锁，从形状和臀部肌肉的发育状况，考虑是高位的肛门闭锁，为此，治疗的困难又增加了。

宝宝生后即转入新生儿外科，进行一系列的检查和准备。经过上消化道造影和摄片，基本明确是 I 型食道闭锁，闭锁的远近端相当长，近端在胸 2 椎体水平，而远端因为瘘管的途径在 X 线下没有显影，上腹部也未见胃泡影，根据判断为长段型，闭锁距离在 4cm 以上；盆腔摄片提示为高位肛门闭锁，没有瘘管和开口。根据检查结果，我拟订了一个整体的手术方案，即食道手术和肛门手术同时做。因为食道闭锁属于长段型，计划采用我独创的带蒂血管网、游离胃卷管、食道端端双吻合术一期治疗；而肛门闭锁采用传统的高位处理标准，行结肠造瘘术。经与家长反复沟通，他们同意了我的方案，我就可能发生的风险也一一作了交代。

宝宝出生后 3 天，在全麻下首先完成食道手术。先在右侧胸部胸膜处找到脐静脉，离断结扎后，找到扩张的近端盲袋，同时，游离后纵隔间隙，手术转至腹部，在左上肢切一小口，约 2cm，将胃暴露，截取胃大弯部分，根据检查胃与食道连接的远端，食道邻近端闭锁距离为 4. 5cm，按 4. 5cm × 2cm 的面积截取胃大弯，并带血管网在切口外，先将胃组织卷管缝合，再将其与远端的食道行端端吻合，而将近端的卷管与近端的扩张盲袋行端端吻合，中间置入胃管，同时放入一段较细的胃肠营养管入空肠，为术后肠内营养做好准备，结束食道手术后转下腹部行结肠造瘘，全部手术时间约两小时。这个手术对于新生儿来说，仍然是一个挑战，麻醉师的精心管理充分显示了专科的优势和水平。

术后的恢复过程相当顺利，由于有肠内营养管，术后 3 天即可滴入早产奶，按计划如期撤机、撤各种管道、伤口拆线，很快宝宝就康复出院了。这期间孩子的父母没有少操心，始终保持着与我的团队的沟通，使他们在诊疗过程中，感到医护人员的温暖。宝宝终于可以健康出院了，孩子家人的喜悦之情溢于言表，为我和我的团队赠送了一面锦旗。我们医生和护士也就如何护理宝宝伤口、造瘘等的管理、回去后的注意事项、造瘘后的下次关瘘时间等都做了详细交代。

经历此病例的诊治，获得成功的喜悦和让孩子恢复健康得到幸福的感受是作为一名医生最高的奖赏，正是有了这份荣誉感才使我能在儿科这个医疗待遇最差的领域一直坚守下来。也正是从胎儿到新生儿这个神秘过程中的巨大挑战，才使我有了更坚定执着的追求。

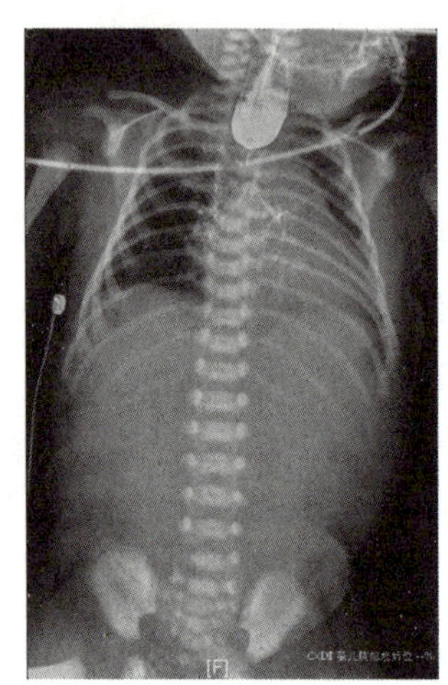

图 2－10　术前造影提示 I 型食道闭锁，可见食道盲袋

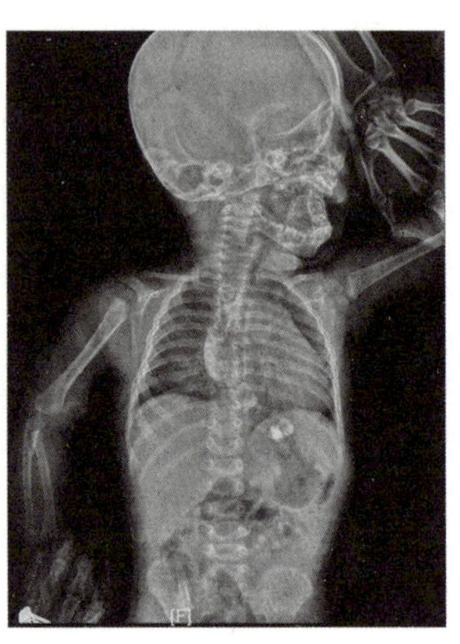

图 2－11　食道闭锁术后

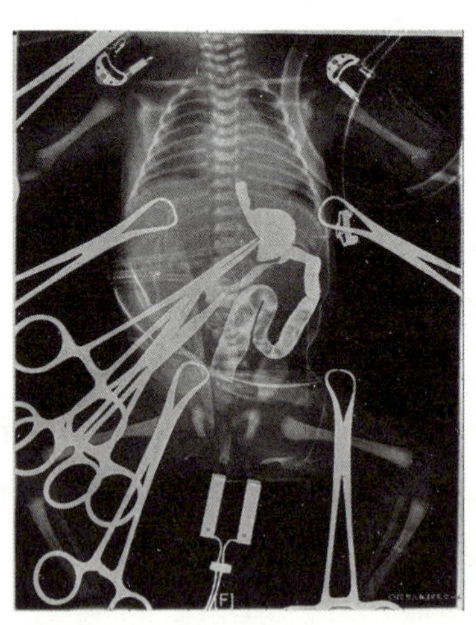

图 2－12　肛门闭锁：直肠盲端约位于骶尾椎交界处

五、Ⅲa 型食道闭锁

两年前，有一妈妈在网上向我发出求救信息，孩子在产前怀疑有食道闭锁，当时没有确诊，所以只有等生后再看。现在小孩生出来了，口吐白沫，呼吸急促，口唇发绀，联想产前的情况可能是食道闭锁。接到信息后，我即刻联系我院的出车转运，根据多年的经验，我向出车医生做了布置，强调呼吸有效控制后再转。

孩子在广东省汕头市，经过 5 个多小时的转运，接入我科并立即进行呼吸道评估，发现孩子有严重的吸入性肺炎，术前的条件相当差。孩子的食道闭锁是Ⅲa 型，闭锁盲端距远端瘘管的距离为 3.2cm，处理上需要考虑二次手术。经与家长沟通，希望能一次性解决，恰我已经有两例Ⅰ型在新生儿期一期手术根治的成功经验，短期结果也较理想，所以我想应该可以用该方法解决。经与家长详细交流，因孩子的肺炎较重，手术风险较大，特别是呼吸管理要求较高，有缺氧导致脑损害的危险。家长也是比较理解的，完成了所有手续和准备后，我亲自为孩子进行了食道闭锁的长段Ⅲa 型手术，采用了前述的Ⅰ型食道闭锁手术的术式，即带血管网，游离胃卷管、食道端端双吻合术。手术过程顺利，这也是我第三例用此方法完成的手术，但术后出现严重的呼吸窘迫，血氧一直处于低氧状态，导致低氧的原因是严重的肺炎，在持续呼吸机支持下维持了 21 天，终于撤机，但长时间的缺氧导致神经系统出现症状，表现为间歇性的抽搐、手脚颤抖等，由于花费较大，后续的治疗改为出院后的康复治疗。

在整个住院治疗期间，我和我的团队反复与家长进行了有效的沟通，但无奈最终结果不尽如人意，也很难有说服力让家长认同，好在家长对我们的工作也表示了理解。孩子出院后不久，家长就与我们失去了联系，至今未来随访。

该例患儿的经验教训是：

（1）由于没有宫内转运，胎儿在生之前没有得到很好的咨询，等到生后再看结果决定如何处理，失去了早期干预的机会。

（2）生后的围产期处理十分重要，但因为在下级医院，处理食道闭锁的条件有限，生后出现严重的吸入性肺炎，这在早期食道闭锁患儿中较常见。但随着产前诊断水平的提高，可以在分娩前做好方案，预防吸入性肺炎的发生。

（3）已经发生吸入性肺炎后，不应太急于手术，而应该在有效控制肺炎后再行手术，防止因手术加重并发症的发生和产生后遗症。

（4）手术本身没有错，但严重的和条件不允许的应尽量选择简单快捷的方法，如该病应该选择先做胃造瘘，待病情稳定后的 3 个月内再行根治手术较好。

（5）对于严重并发症的预防需要做好早期的家长沟通、提前预防及迅速治疗。该患儿因缺氧导致脑损害，可以在手术前就与家长进行沟通，并做好防范措施。但这例患儿的早期工作显然做得不好，导致后续治疗越来越没有信心。

（6）充分认识长段型食道闭锁的难度和治疗的风险是十分必要的，尽管有少数成功案例。

六、闭锁近端延长术

在处理Ⅲa 型食道闭锁时，需要知道的是近几年有一种新的处理部分远近端大于 2cm，但可以在一期手术下完成的新术式。

三年前，我科收治了一例食道闭锁新生儿，产前的资料显示在当地常规产检未发现任何异常，也无羊水过多史。以口吐白色唾沫、食道闭锁可疑收入院。经胸片及上消化道造影显示为Ⅲa 型食道闭锁，经测量远近端闭锁距离为 2.5cm，经与家属沟通，希望能争取一次性根治。根据我们当时查阅的资料，已经有报道应用 Livitids 方法可以一次性地治疗部分长段型食道闭锁，即在闭锁的扩张近端上，用刀螺旋状的切开近端食道的浆肌层，但不能切破，使闭锁近端在充分游离的基础上，利用食管黏膜的伸缩性，还可以增加 1 ~ 2cm 的长度，使食道的端端吻合可以在无张力的情况下完成。

一切就绪后，按计划从胸膜外入路，常规离断奇静脉，暴露后纵隔，显露闭锁近端，在这里我们采用了江西省儿童医院陶强教授介绍的方法，即在近端食道置一扩张球囊胃管，在扩张球囊的指引下，很容易判断后纵隔的食道盲端，同时在扩张球囊的支撑下进行螺旋状浆肌层切开，在控制深度和角度上更简单易行。行螺旋状切开后，与距离 2cm 以上的远端行吻合，虽然有一定的张力，但基本符合吻合要求。手术的其他步骤与常规手术一样。

术后的恢复也按预定的程序，撤机、进食、伤口拆线、痊愈出院。术后的造影检查显示，吻合口通过良好，没有狭窄，轻度反流。嘱其父母定期带孩子来院复查。

由于长段型食道闭锁通常需要二次手术，所以过去许多家长多因为对其认识不清和恐惧，担心太多的手术及程序，或者怕预后不良，而最终选择放弃。这其中手术的风险和打击、多次手术的风险不确定性、高额的经济压力都是构成选择放弃治疗的因素。而因有了这种新的术式，使家长又多了一种选择，一次性的根治手术解决长段型食道闭锁，为众多较困难的家庭带来了福音。

在此之后的多例因闭锁距离稍大于2cm的食道闭锁，均采用此种方法得到解决，其中最大距离为3cm的闭锁也成功完成治疗并获得治愈。该术式的缺点是需要特别小心，不能切破食道，因为一旦切破，则使吻合的食道有破损，术后出现吻合口漏的风险增加。

孩子的父母为了表达对我们的感激，送给我的团队一面锦旗，上面写道“医术精湛，医德高尚”，这是对我们团队工作的认同和赞扬，也是对我们的勉励和鞭策，技术的追求是永无止境的。

七、V型食道闭锁

在我几十年的从医路中，仅遇到过一例V型食道闭锁，尽管与胎儿关系较远，但因为属于食道闭锁的罕见类型，特在此做一介绍。

那还是我在小儿外科当行政主任的时候，一天接到小儿内科的会诊邀请，有一例婴幼儿，8个月，主诉是反复咳嗽了半年，以呛咳为主，严重时可出现呕吐。体检发现，小儿身形瘦小，呈现中重度的营养不良。家长反映，孩子长期咳嗽，已持续半年多的时间，在医院住院的时间比在家的时间还要长，常常是病好了没几天，又因咳嗽发烧到医院治疗。小儿内科考虑是否有其他疾病或畸形，所以请小儿外科会诊。

根据病史和体检，临床表现并没有特异性，但需要进行全面的检查，其中要考虑食道闭锁合并气管瘘的可能。但当时我院尚无纤维支气管镜，不能进行支气管的检查。但Ⅴ型食道闭锁按文献是要行纤维支气管镜才能确诊，因为通常瘘管的特点是气管处的开口位置高，而在食道上的开口位置低，所以从气管内检查比从食道内检查更准确、可靠。但我还是坚持先做有条件的检查，为此我亲自跟随患儿到影像科做上消化道造影，并动态观察，重点关注食道侧的异常，在一刹那间，屏幕上留下了食道瘘管的证据，证实该患儿为一例Ⅴ型食道闭锁。反复呛咳的原因找到了，治疗的方向也就明确了。

在后续的治疗中，开胸、瘘管结扎，很顺利地解决了食道气管瘘的问题，孩子也如期恢复出院。我也收获了医生的幸福和自豪。

到目前为止，我只遇到这一例Ⅴ型食道闭锁，可想而知能够正确地认识和理想地解决并不是一件容易的事。很多医生对其只闻其名，不见其影，对它的认识只是医学中的一个模糊概念，也因为它的临床表现很普通。孩子的单纯咳嗽在临床上用化痰止咳处理就能解决，但Ⅴ型食道闭锁的咳嗽有很大的不同，关键是咳嗽的特点，以长期的呛咳为典型表现。需结合专业的检查，并要有专业的认识和经验，才能给出一个准确的答案。

该例患儿的经验告诉我们，对于临床儿科少见病，在经过系统的儿科检查和治疗后得不到明显的疗效时，需要考虑儿科的先天性问题，需要用胎儿或先天性的相关性来衡量。所谓的胎源性疾病就是将当前所有先天性疾病在正常生活的人身上表现出来，而这与胎儿的关系是密不可分的。

八、术后的吻合口漏

前面已经介绍了相关的胎儿食道闭锁问题，但更重要的是新生儿手术后的并发症和后遗症问题，以及大家都关心的患儿生活质量问题，虽然在解答和存在问题中已经有了介绍，但还是想通过具体病例与大家分享。

按并发症的发生顺序来说首当其冲的就是术后的吻合口漏，它是人工吻合食道远近端后较严重的并发症，虽然没有生命危险，但对预后及未来生长发育构成影响。

有一个宝宝在产前诊断为食道闭锁，生后在我院检查确认为Ⅲb 型，按常规原则进行了经右侧胸腔入路的食道吻合术，术后的第 5 天，宝宝出现轻微的低热。根据经验，要考虑有吻合口漏，做上消化道造影显示有造影剂溢出食道进入胸腔，确定有吻合口漏。采取禁食，积极抗感染，同时增加静脉营养，改善低蛋白状况。经过一周的对症处理，宝宝全身情况处于稳定，逐渐给予喂奶，并逐渐增加奶量，当奶量增加至 100mL 以上时，通常就可以考虑出院了。宝宝的恢复情况正是如此，在医生与护士精心的护理和管理下，宝宝各项指标均达到正常，与家长联系后，放心出院。

孩子的父母专程从惠州博罗赶来我院医治宝宝，因为这个宝宝对他们来说，是一个珍贵儿。结婚多年不孕，但在偶然中怀上了这个宝宝，所以相当珍惜，而当发现宝宝有食道闭锁的情况时，对他们的打击也是很大的，克服了许多困难终于坚持了下来，其中的苦衷只有他们自己知道。

那么为什么会发生吻合口漏呢？一是张力太大，吻合口容易撕裂；二是出现吻合口水肿，通常可以在术后的 3 ~5 天达到高峰，特别是在水电解质、酸碱平衡调节上没有达到理想状态时发生。所以尽管术中判断吻合口的张力不大，但术后可以出现吻合口水肿，导致吻合口裂开。该例宝宝正是因为术后的水电解质调整不及时，没有有效地给予补充，导致术后的吻合口水肿。处理上及时调整水电解质、酸碱平衡使新生儿的内环境稳定，使其吻合口自动修复。

所以当发生吻合口漏时不需要惊慌，严格控制禁食，积极抗感染治疗，加强营养，是可以痊愈的。现代的医学条件和护理也可以为发生吻合口漏的宝宝的安全护航。

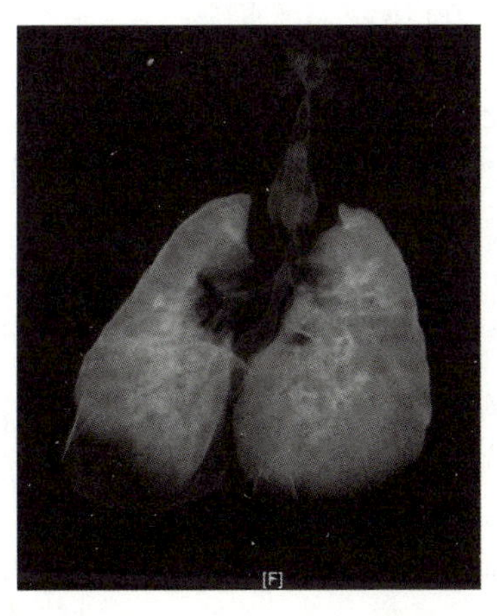

图 2 －13　先天性食道闭锁（Ⅲb 型）三维成像图

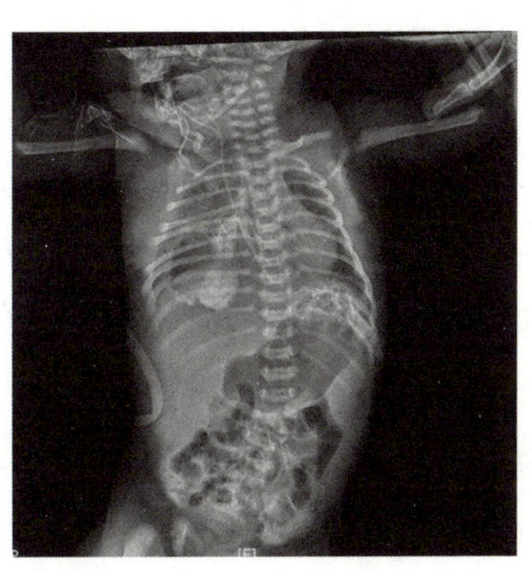

图 2 －14　食道闭锁术后改变：食道吻合口未见狭窄，吻合口—胸腔瘘形成

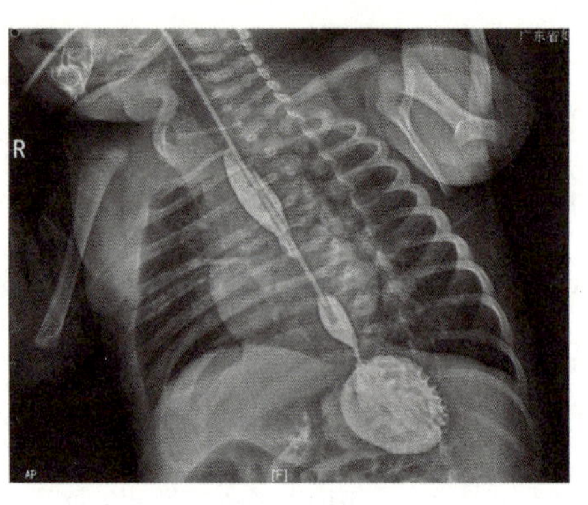

图 2－15　吻合口闭合，未见明确造影剂外溢

九、食道闭锁术后狭窄

术后狭窄在食道闭锁手术病例中较常见，概率相对较高，为 30%～60%，但通常较难准确定义食道狭窄，因为对于我们形态所见的狭窄，并不一定是真正的狭窄，而部分形态没有狭窄，却可以有明确的狭窄症状，需要按狭窄来处理。为了说明相关问题，我们这里介绍一例相关的狭窄病例。

患儿的妈妈因孕 32 周产前羊水过多来我院就诊，产前超声提示胃泡较小，临床诊断为胎儿食道闭锁，交代胎儿生后转新生儿外科治疗。于孕 37 周阴道分娩，出生后有明确的表现，即口吐白色唾沫，按常规给予禁食，上消化道造影，显示近端有一闭锁盲端，远端在气管隆嵴处有一瘘管与气管相通，左上腹部可能显示胃泡影，远近端距离为 1.8cm，提示为Ⅲb 型食道闭锁。经检查和围术期准备后于胎儿生后的第 5 天手术，术中发现气管瘘结扎后的远端食道较细小，约 0.5cm，而近端盲袋扩张约为 1.5cm，两个端端进行吻合时显然不对称，需要进行大对小的吻合，这在食道闭锁手术中是一个较常见的现象，这也是容易出现食道狭窄的原因。在吻合前为了使对合准确，通常是要放入一导管，使吻合口对合可以严密和整齐。在缝合线的使用上，过去最常用的是丝线，吻合后的边缘术后有较粗厚的瘢痕，这也是导致食道狭窄的原因。随着现在医学的进步，已经改用合成线，特别是单股的合成线，对组织的刺激较小，组织增生的反应小，因此出现吻合口瘢痕的概率也就很小了。在导管支架的支撑下，用可吸收线进行了吻合，使吻合口在无张力的情况下完成。术后的全身液体管理也是十分重要的，因为循环不良可导致吻合口水肿，尤其是术后的3天，需要特别小心和精细计算，计算每一毫升的液体出入，确保术后的液体平衡。

术后在专业护理和治疗下，宝宝可以进奶100mL以上，表明进食没有问题，可以顺利出院了。交代孩子的父母在出院后的3个月、半年、一年需要定期随访，但该患儿回去后一直没有联系，直到孩子9个月后因吞咽困难才来我院求诊，从他的症状可以推断应该是食道狭窄。收入院后检查发现，在原食道吻合口有一明显狭窄，仅能通过0.2cm的间隙，计划采用球囊扩张器进行扩张。在我院专业的介入食道扩张下，通过一次次地将狭窄扩大，再扩大，最后终于形成1.5cm的空间，但因为担心一次性扩张太大会导致食道黏膜撕裂，所以还要等两周后再行扩张治疗。患儿经过第二次的扩张后，食道狭窄终于治疗好了，通过造影可以看到原吻合口狭窄消失了，食道的蠕动和排空动力均表现良好。但为了巩固疗效，嘱其半年后来院复查，必要时可进行第三次扩张。

食道闭锁术后食道狭窄的原因很多，前面也多有述及，通过此案例可以知道，吻合口的张力、大对小的吻合技巧、使用的合成吻合线、全身体液的管理等都是造成食道狭窄的原因。此外术后需要定期的复查，确保在狭窄早期尽早处理，减少并发症和后遗症。在出现狭窄后的非手术治疗中也要注意，尽量选择专业的介入科治疗，选择球囊扩张，有条件的可在麻醉下进行，对患儿的安全有保障，同时可以达到治疗的效果。由于清醒状态下的患儿不配合，使有效扩张达不到目的，导致治疗失败是临床上较常见的现象。此外在初次扩张后，由于球囊可对食管造成撕裂，术后短期内可出现出血，需要暂时休息和禁食，严重者可能导致食道破裂，需要紧急手术治疗。

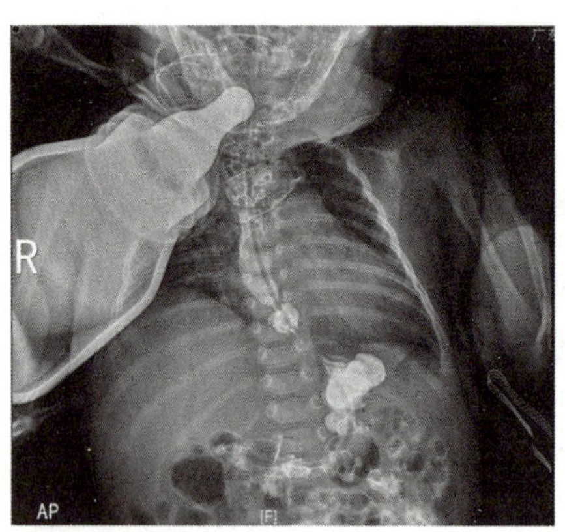

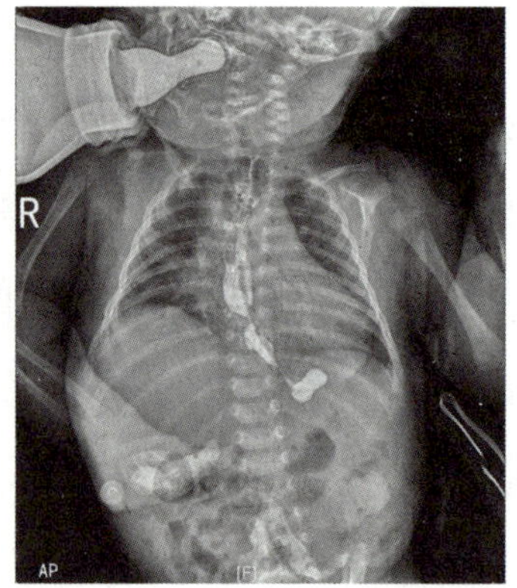

图 2－16　食道闭锁术后，于 T4 下缘及 T9 水平分别可见一狭窄

十、术后的胃食道反流

食道闭锁术后胃食道反流是一种常见的并发症。首先让我们认识一下正常的食道生理和病理。胚胎时期开始，食道就有了蠕动，可以将羊水吞咽并通过消化道排出而产生羊水循环。

食道从口咽开始，在胸腔内向下走行，穿过膈肌，在与胃的贲门连接而终止。吞咽食物时从口腔进入食道时会有一个阻力，这个就是食道的第一个狭窄区域，进入食道后在与气管分叉平面出现第二个生理狭窄，当进入胃的时候，由贲门形成第三个生理狭窄。食物进入胃以后由于胃的收缩和挤压，会产生一个压力使部分食物反流入食道，此时第三个生理狭窄会形成保护，使与胃酸混合的食物不会进入到碱性环境的食道中，但偶有贲门收缩和保护不协调的时候，就会出现反流，临床上就会出现嗳气、反酸等，但若贲门的保护长期失调或丧失，则可出现持续的反流，导致食道的腐蚀，出现食道溃疡、胸口烧灼等临床表现，长此以往会导致厌食、慢性营养不良等。长期的反流会导致婴幼儿生长缓慢、智力低下等。少量或短暂的反流可以通过药物的控制来改善，也可以通过体位的变化进行调节，但对于严重的反流需要考虑手术治疗，人工形成贲门的保护机制。

在2013年之前，我对食道闭锁的认识还较模糊，当时接诊了一例Ⅲa型食道闭锁病例，按传统方法，先行胃造瘘，于胎儿生后的半年行食道成形术。由于对手术理解不同，早期的小儿外科是以成人的诊疗标准衡量的，所以为了慎重，第二次手术我专门请了中山医的成人普外科教授一起进行，采用了当时标准的将胃拖入胸腔行胃食道吻合术，手术经两小时顺利完成。术后短时间内患儿并没有特殊表现，偶有吐奶等经过体位治疗后，症状可以缓解，出院时能够基本进食。但随着年龄的增长，反酸、嗳气、胸骨后烧灼样疼痛等长期困扰着患儿，曾经用了多种抗反流药物但收效甚微，孩子发育瘦小且营养不良，语言能力较弱，据孩子爸爸讲，尝试了多种治疗方法均无法改变患儿的症状，这就是严重的胃食道反流的不良后果。根据患儿当前的情况，属于需要外科再次治疗的适应症。经与家长沟通，同意进行相关的检查和准备，为再次手术治疗做好术前的身体调整。但孩子太瘦，营养太差，所以目前还在等待后续的治疗中。

从此病例可以看到，长段型食道闭锁（包括Ⅰ型和Ⅲa型）以往的治疗按成人的诊疗标准，效果并不理想。所以随着认识的进步，现在已经知道，保留远端食道残端和贲门对预防胃食道反流十分重要，即使二次手术，也要用远端的食道残端行吻合，我本人自创的带血管网，游离胃卷管、食道端端双稳合术，也是考虑到要保留远端的食道，取胃大弯部分胃，而不需要破坏远端食道和贲门的正常生理结构。当前的二期微创下行胃拖入胸腔行食道吻合时，仍然保留这种结构，但由于没有膈肌的稳定，该术式仍有改进的必要。相信随着认识的提高，手术的设计会越来越符合人的生理。

第三篇　妈妈心语

文章中配图已征得孩子妈妈们的同意，不作为商业用途，未侵犯个人隐私和肖像权。

一、妈妈小凤的故事

当我拿到第 5 个月的产检报告时，我的眼前漆黑一片，"胎儿发育不健全，疑似腷疝"，我简直不敢相信自己的眼睛，先生扶着我坐下休息。突然我一边哭一边直奔产检室（当时似乎忘了自己大着肚子），找到朱锦桃主任，我是多么想听到朱主任告诉我报告错误啊！但谁也改变不了这个事实。

第二天，我迫不及待地赶到广东省妇幼保健院。因为朱主任热心地帮我介绍了一位小儿腷疝的权威医生俞钢。我一到医院，俞主任马上组织了医疗团队，帮我做了一系列的详细检查后，拟订了跟踪治疗观察方案。最感动的是俞主任还请来优生优育科的主任，确保孩子只是腷疝，而不是畸形儿。俞主任认真负责的态度让我有了更大的勇气去面对当前的状况。

看到俞主任全力以赴的样子，我和先生都非常感动也很庆幸遇到这么好的医生。我每星期都要做非常仔细的彩超，俞主任每次都带着各科的权威主治医生一起看检查结果，然后一起开会讨论下一步要注意哪些方面。每一个环节都非常认真、仔细。平时护士们有空也会来跟我聊聊天，渐渐地我感觉好像不是住在医院，而像在家里一样，但比待在家里更安心。因为有这么好的医生和医疗团队，让我们夫妻俩忐忑不安的心情也慢慢地放松下来。

两个月后，2006 年 5 月 9 日早晨，这个让我毕生难忘的日子，也是一个让我觉得随时会窒息的日子。我发现胎儿没有胎动了，赶紧告知俞主任。俞主任带着医疗小组进行检查分析后，当机立断，马上进行手术。当时妇产科医生有些犹豫了，

7个月的胎儿经剖宫取出，接着又要做那么大的手术，风险太高。俞主任却很坚定地安慰我说："别怕，我会尽全力做好这台手术的。"看着俞主任充满信心的眼神，我毅然决然地进了产房。一进产房，更让我坚定了信心，因为产房里有医生、护士十几个人等着为我做这台简单又司空见惯的剖宫手术。这一幕再次让我百感交集，我心里默默地为自己加油，也告诉孩子要加油。

晚上9点45分，孩子的第一声啼哭把我从半麻醉状态中惊醒。当我得知孩子安然无恙时，我晕过去了。

第二天上午10点，俞主任给孩子动手术。虽然手术只有两三个小时，但我感觉过了几个世纪。手术后俞主任开心地告诉我手术非常成功，孩子已放保温箱，让我安心睡一觉，睡醒就可以去看孩子了，我望着俞主任满脸疲惫的样子热泪盈眶，除了"谢谢"什么也说不出来。但我执意要先看一眼孩子，俞主任拗不过我，还亲自陪我去看。我看着孩子那苍白弱小的身躯悲喜交加，终于忍不住泪如泉涌。

接下来的日子，俞主任一如既往地跟踪治疗，每天不厌其烦地给我讲孩子的情况，让我安心调理好身体，等孩子出院我才有精力照顾孩子。这时我觉得他不仅仅是个医生，更像我的家人。

两个月后，当我去接孩子出院时，俞主任千叮咛万嘱咐，把要注意的事项交代了一遍又一遍。临上车时，还再次强调孩子有什么事的话可以随时随地打他电话，他24小时开机。

如今，儿子已经是小学四年级的学生了，身体很健康。俞主任，你是我儿子的再生父母、救命恩人。我们能遇到你是莫大的福气，你真的是医界之光。

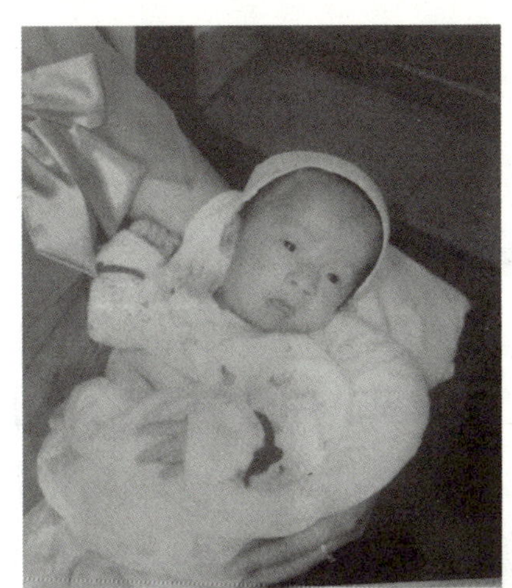

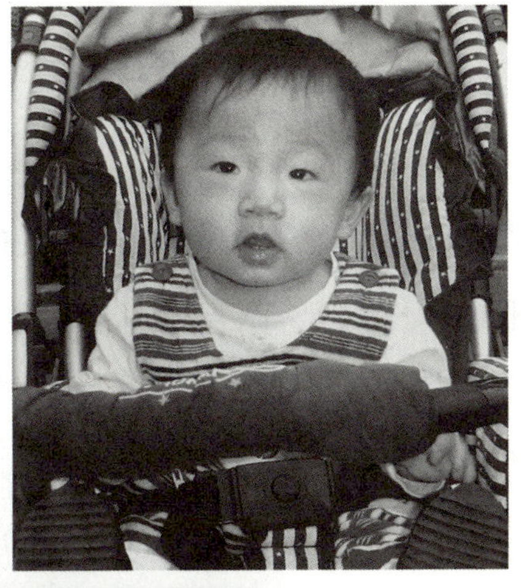

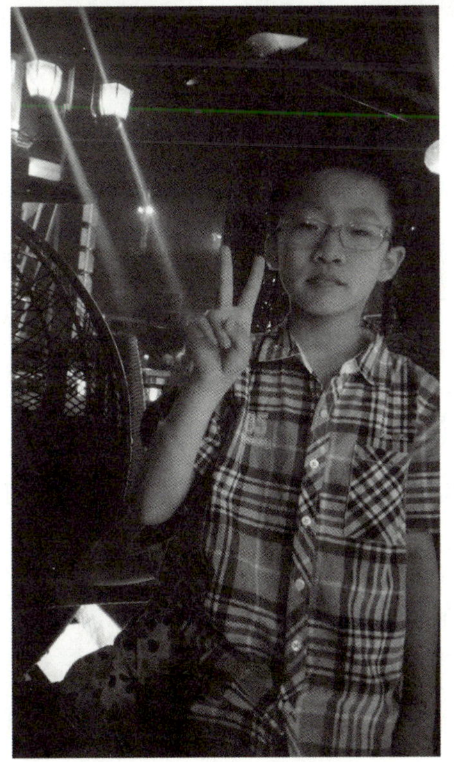

一位幸运的妈妈小凤

2016 年 6 月

二、来自云南的妈妈

40 周了，咋还不出来呀小宝贝。我在老公的陪同下来到了市里的医院待产检查。从值班医生的“看不清”，到科室主任的“你们要有心理准备”等一连串莫名其妙的回答中，我们艰难地度过了 3 天。在连续 3 天 5 次的 B 超中，超声主任上网查了半天后得出了这样的结论：“这个病叫‘膈疝’，据我了解只有北京才有得治，而且成活率不高，到时候人财两空不划算，建议你们引产，你们考虑一下，需要开引产证明来找我。要生下来也可以，但是一出生可能就无法呼吸，而且我们医院没得治，只能帮你转到昆明的医院。”听了医生的这些话我感觉天都塌下来了。

“我们去北京吧。”老公说。40 周了可以坐飞机吗？会不会在半路生了呀？得花多少钱呀？我们的积蓄够不够呀？一堆问题迎面而来。

在我犹豫纠结，脑子一片空白的时候，老公打电话咨询了深圳的一个当医生的亲戚，他了解了情况后和我们说这个病很多三甲医院都可以做手术的，昆明应该有医院可以做，深圳也有医院可以做这个手术。我们又打电话咨询了昆明儿童医院，得到了可以手术的答复。

我们决定去昆明，怕不让上飞机，我们选择了 7 个小时的卧铺，半路上老公又突发奇想说：“要不我们就说你 6 个多月，能上飞机就上，不能上就在昆明。”上天是眷顾我们的，虽然飞机上空姐多问了几句，但我们还是顺利地登机来到了深圳。

以为千辛万苦来到深圳就能安心待产准备手术，可是妇幼医生找我谈话后我又犹豫了，“这个病预后不好，很多并发症，有可能心脏不好，有可能肠胃不好，有可能大脑不好，有可能会有其他畸形”，听完真的觉得崩溃了。我茫然无措，不知道怎么办才好。在我们最无助的时候找到了俞钢教授，听说他是这方面的权威，于是打通了俞钢教授的电话，是他给了我们信心，他说：“不要担心，这是一个不太难的手术，也少有什么后遗症，但要做好心理准备。”

我们选择了转院来到了广东省妇幼保健院，孩子可以出生后在这里手术，不用经过救护车的转运，感觉会安全一些。俞钢教授特意开了门诊给我们做加急检查，也给我们做了手术方案，打算未断脐就做气管插管。可是宝宝不配合，没等到预产期就要出生了，只能匆忙顺产。

孩子生下来后，我只看了一眼，他就被抱去新生儿科了。观察 24 小时后进行手术，手术很顺利，宝宝在 30 天后出院了。我抱着宝宝心里觉得很庆幸。谢谢老天，谢谢医生，谢谢所有人。

我们小心翼翼地带着宝宝，看着他一天天有了精神，心里都是甜甜的。可是好景不长，在给宝宝连续游泳一个星期后，他哭闹不止，我们赶紧将宝宝送到市里的妇幼保健院，说是气胸，又转到人民医院做了急诊手术，发现误诊，是膈疝复发了，这边的医院动不了手术。我们又联系了俞钢教授。等待是漫长的，也是痛苦的，看着宝宝一直哭到没了力气，哭到动不了了。他很痛，我也很痛，那种无能为力的感觉我真的一辈子都忘不掉。

再次来到广州，宝宝还是住在新生儿科，这意味着我什么都不用做。不用陪床，不用看护，可是我心里空荡荡的，无所适从。对未来也很害怕，怕再有个什么问题。这次宝宝恢复得比较快，12 天后我们就出院了。我们不敢回家，在医院旁边住了几个月，一直到快过年才回家。我们这次小心翼翼，不敢乱碰他，不敢让他做太大动作。一天一天，一年一年，宝宝现在 3 岁了，身体也挺好的。

谢谢你老公，如果没有你的坚持我不知道会怎样。谢谢俞钢教授和所有医生、护士，你们的大恩我会永远记得。谢谢你宝宝，你一路都那么坚强和勇敢。我现在很庆幸当时的决定，我很开心有儿子的陪伴，不管以后的路有多难走我们都会努力地走下去的，加油！

来自云南的妈妈

2016 年 6 月

三、生命的抉择

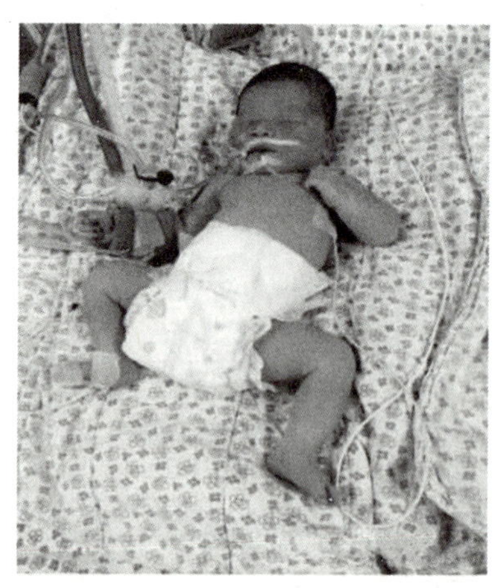

当大家看到这张照片时，或许在想，是什么力量促使我有勇气放上来的。是的，这是我家的小棉袄，一个非常坚强的小天使！

2015 年 3 月 7 日，当我知道宝宝的到来时，那种激动及幸福的心情是无法用言语表达的。

平时白天我在深圳工作，晚上回到香港，每天这样来回奔波。突然有一天见红了，那时我真的好害怕，立即决定辞掉工作回到香港专心安胎。前三个月我的孕吐反应比较严重，那段时间几乎什么都吃不下，体重从100斤减到了90斤，情绪波动也很大。我生怕这些因素影响到宝宝的生长发育，所以我努力让自己进食，调整好自己的情绪。

2015年7月23日，我约了医生做四维B超，这天是我人生中最难过的一天，在回来的路上忍不住大哭起来。医生初步诊断是先天性膈疝，当得知这个结果时，我瞬间崩溃了！

之后我一直在网上查资料，了解这个疾病后心情更加沉重，这样的宝宝必须要在具备新生儿科技术跟设备过硬的医院出生，因为宝宝一出生就必须转至新生儿科，待情况稳定后进行手术，当时我想都不敢想象这么小的宝宝一出生就要经历这么大的手术！

最无助的是由于我没有香港的户口，只能在私家医院产检和分娩，可是私家医院医生说这种情况的宝宝不能在他们医院出生，因为他们医院不具备条件，做不了这类手术，建议我去公立医院。当我满怀希望拿着私家医院医生给的推荐信去到沙田威尔斯医院时，却因为我的户口问题，不能在那里产检和分娩。当时我忍不住大哭起来，好痛心，好难过，难道老天爷真的要我放弃吗？

2015年7月30日，在我最绝望的时候，决定回内地给宝宝寻找生的希望。我拼了命地查资料，皇天不负苦心人，终于了解到广东省妇幼保健院有这方面的权威专家，于是只身一人启程来到广州。见到广东省妇幼保健院的俞钢教授的情景我仍然历历在目。俞教授了解了我的情况后，他的回答让我又一次激动地哭了起来。而这次的泪水是喜悦的，俞教授给了我很大的希望，他建议我可以放心安胎，等宝宝出生后进行手术治疗。希望是比较大的，有希望就不要放弃，我们都争取给宝宝一次生的机会。

为了保障宝宝的安全，俞教授建议我进行贝护佳远程监护，每天监护宝宝的情况，这样他们能实时了解宝宝在院外的情况，而且有什么异常情况能随时与他们联系。因为我老公在香港工作，不能时常照顾、陪伴我，于是我就在医院附近租了房子，带着贝护佳回出租屋里进行守护宝宝的漫长日子了。我每天都会给宝宝做胎监，每次听到宝宝强而有力的心跳声时，我感觉太幸福了。

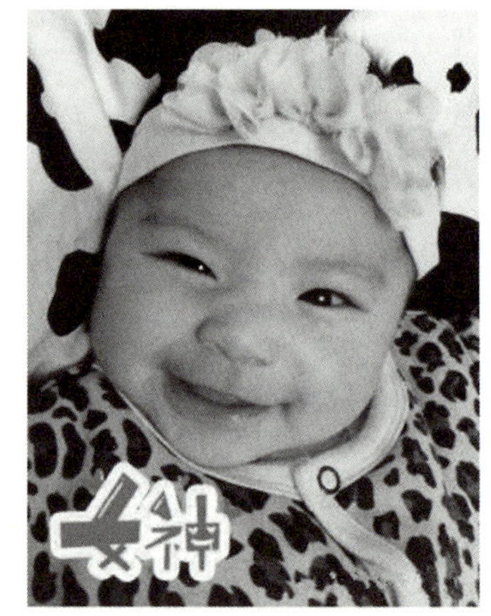

2015 年 11 月 20 日是我最紧张的一天，这天我进了产房准备迎接宝宝的到来，贝护佳团队也第一时间跟俞教授取得联系，派专业医生陪着我待产。宝宝生出来的第一时间就被护送到胎儿医学科进行接下来的手术了，经过诊断，手术非常成功。宝宝太棒了，真的很争气、很坚强。

每个生命都有权利选择呼吸，即使前面的路很难走，但也不能剥夺他的权利，在这里我特别感谢一路陪我战斗的贝护佳团队，以及广东省妇幼保健院胎儿医学科的医生们，感恩大家！

快乐妈妈

2016 年 5 月

四、天使在人间

从2012年5月开始我和先生准备要一个宝宝。28岁的我兴高采烈地去做各种备孕检查，每个月坚持监控排卵，然而几个月过去了，我仍然没能顺利当上“中队长”。

2012年9月底，在朋友的建议下我去了深圳A医院进行检查，发现双侧输卵管不通，且积水。为了能够尽快当上妈妈，我和先生经过慎重思考，决定做试管婴儿。试管婴儿的道路大家都知道是非常辛苦的，但源于对未来宝宝的祈盼，我一直快乐地接受着各种检查治疗。2012年12月为了试管婴儿胚胎移植后可以顺利着床（输卵管积水会有极大可能淹灭胚胎），我进行了迎接宝宝的第一次手术——宫腹腔镜下的输卵管结扎术，手术非常顺利，但同时医生也告诉我们由于是高位结扎，所以结扎后无法恢复。2013年1月，手术后的我正式开始了试管婴儿的旅途。经过近两个月的吃药、打针，2013年2月23日我进行了取卵手术，一次性成功取卵16颗，三天后我进行了两枚胚胎的移植，接宝宝们回家。

胚胎移植后，磨炼人心智的历程缓缓拉开了序幕。移植的第一天晚上，我就出现了流血症状，当时紧张，生怕自己的疏忽导致胚胎着床不成功，于是黄体酮针剂开始加量。可是不遂人愿的是，移植第三天下午我又开始出血。就这样我熬过了移植后漫长的十天，可是第十天又开始出血，我按捺不住了，移植后第十一天早上六点我紧张地拿着验孕棒准备“开奖”。感谢上天，幸运的我终于如愿当上了“中队长”。我期待我的双胞胎来到这个世界上，于是我和先生在不知性别的情况下给

Ta 们起名“甜甜、心心”。移植后第六周，我回医院去看宝宝和听胎心。因为之前看了大量关于没胎心的帖子，我紧张极了。检查结果是一个好消息和一个坏消息，好消息是胎心非常好，坏消息是只有一个胚胎着床。我期待的孩子们共同成长的美好画面瞬间被打破了，心里有些许失落，于是“甜甜、心心”合二为一变成“小甜心”。在 A 医院每周例行进行检查，打针、用黄体酮保胎到 12 周，中间还有几次出血。我在家足不出户保胎 3 个月，每天在呕吐中度过，终于熬到在 A 医院“毕业”的那一天，主治医生告诉我可以去产科正式产检了！

我开心极了，终于熬过了最危险和痛苦的头三个月（我的妊娠反应非常大，每天吃不下东西，并且脸上长满了痘痘，最让我崩溃的是体重从 98 斤长到了 110 多斤），五一节我和先生一起非常幸福地“带着宝宝”去看大海。

5 月 2 日我起了个大早，开心地和老公去深圳 B 医院正式建档并做 NT 检查。我幸福地躺在检查床上，期待着宝宝的样子。做检查的是该医院的 B 超主任，她待人非常好，和我轻松地聊着天，问我和先生的工作、生活习惯等。为了给我专心检查，她还将在旁边看我 B 超的人请出了检查室。主任检查了很久，突然沉重地对我说：“你的宝宝有一些问题，所以我刚才问了你们的工作、生活习惯，也将旁人清理出去了。你的宝宝 NT 值为 7.9mm，正常孩子的 NT 值小于 2.5mm，一般最大也不超过 3mm。把你先生叫进来吧，你们需要共同面对。”那一瞬间，我懵了，我最没有压力的一次检查居然出现了这么严重的结果，我从来没有想过这个孩子会不健康。从医院出来，我先生突然对我说：“老婆，我们以后还是不要孩子了，这对你身体伤害太大了。”我哭了，我要我的孩子！这时正好我父母打电话给我，我尽量平静地告诉他们这个现实，电话那头一片沉默。回到家，我顾不上吃饭，打开电脑就开始拼命查资料，我终于知道 NT 值增大的问题有多么严重，我看到一篇文献上写“NT 值 <6mm，有 90% 的孩子是健康的；NT 值 >6mm，只有 10% 的孩子会健康”，接下来的 3 天内我在深圳换了 3 家医院进行检查，甚至跑到香港去检查，非但没有好的结果，还每天重复听到了一些可怕的病名——唐氏综合征、爱德华综合征、XO 综合征、先天性心脏病等，几乎没有一个医生对我的宝宝有好的预期，甚至有医生直接告诉我不要这个孩子了。那些天是我人生中最灰暗的日子。随着一次次的 B 超，我一遍遍地看着我的“小甜心”，Ta 非常可爱，经常挥挥手、踢踢腿，我万分痛苦，我不舍得失去 Ta，我也曾偷偷地跟 Ta 说话，希望 Ta 坚强勇敢不要离开妈妈。5 月 5 日，我去了深圳著名的弘法寺，祈求菩萨保佑我的孩子健康平安，也从那天开始我坚持每个月初一或者十五去放生，愿我浅薄的行为可以为我的孩子多积累一些福报。

事情的转机出现在 5 月 6 日，我妈妈突然很兴奋地打电话告诉我，她在网上查到一位叫“李 × ×”的教授是胎儿医学的专家，就在广州，让我无论如何要见她一次。我看了她的简历和一些文章，她的观点和理念让我重新萌发了希望。第二天一早我和我先生带着所有的资料去广州找她，进了李主任的检查室，里面非常黑，可就在这黑暗中我却看到了希望。李主任非常认真地给我进行了很久很久的 B 超检查，检查中我多次张开嘴想问情况却又忍住了，一是我怕影响她的检查，二是我怕

听到不好的结果。漫长的检查结束了，李主任平静地跟我说："你的孩子可能没有你想象的那么糟，也许可以'博'一下。NT值7.5mm，并伴有一个颈后水囊瘤，这确实是很不好的预示。但幸运的是，Ta没有同时伴有三尖瓣反流和全身水肿。你做一下绒毛穿刺，如果染色体正常，颈后水囊瘤应该会消失，到16周再做一个心脏彩超。"这段话，一直到现在我仍能一字一句说出来，这是那些天来给我的最大的希望！检查后，李主任亲自给我做了胎盘绒毛穿刺，虽然很痛，但我在心里一直跟宝宝说："只要你健康，妈妈什么痛苦都愿意承受。"

等待染色体检查报告的日子无疑又是一场煎熬，我晚上经常做梦梦到各种结果。5月20日，我让先生打电话去查询结果，连打两次对方都说结果没有完全出来，但应该不错。我开心极了，又不敢盲目乐观。一直到下午5点多，医院传来好消息，宝宝的染色体检查完全正常，并且我知道宝宝是个男孩子。染色体检查正常，就给宝宝屏蔽了50%的风险，至少宝宝不是染色体的结构性问题。在我们心中，宝宝就像获得了新生一样，于是我和先生将"小甜心"改名为"小新新"。怀孕16周做心脏彩超时，李主任高兴地告诉我："告诉你一个天大的好消息，宝宝的颈后水囊瘤消失了！"我兴奋极了！接下去的检查都很顺利，心脏彩超、中期排畸、晚期排畸，虽然当时每次检查前我都如临大考，仍然忐忑不安，但我越来越相信奇迹会出现。感谢李主任守护了我的宝宝！

接下来，像许多孕妈一样，我幸福地感受到了宝宝的第一次胎动。每天坚持数着他的胎心，也不争气地感冒咳嗽焦虑了几周，坐车时还险些追尾了一次，32周时半夜宫缩频繁被急诊医生诊断为先兆流产……

终于，在担心与喜悦中，我坚持到了孕36周，由于是珍贵胎儿，我和先生计划于38周进行剖宫产。最后一次去产检时，做了常规B超，帮我检查的医生知道我的情况，所以这次的检查格外仔细。检查快结束时，医生盯住了屏幕——宝宝患有膈膨升或膈疝。于是我又回到了广州C医院李主任的诊室，李主任再次帮我认真地做了B超，结果同深圳B医院一样，确诊为右侧膈肌膨升（但她确认肯定不是膈疝）。我带着这两份B超单去找深圳B医院的产科主任，产科主任一直在安慰我、鼓励我。因为这个孕期我经历了过山车般的心情，所以这一次我相对平静了很多，很快产科主任找来了儿科主任会诊。儿科主任建议我一定要去找广东省妇幼保健院的俞钢教授，因为他是膈膨升和膈疝手术方面的专家，如果宝宝情况严重也许我就不能在深圳B医院生产了。于是，怀孕将近37周的我立即赶到了广州。那天俞教授有三四台手术，但他依然非常耐心地接待了我，给我详细讲了膈膨升和膈疝的病理、诊断及治疗方法。我在广东省妇幼保健院做了B超和核磁共振检查。由于孕周已大，B超不能看得很清楚；核磁共振显示右侧膈肌较左侧抬高了1.3cm。由于当时觉得宝宝情况不算严重，所以我和先生仍然选择在深圳生产。

2013年10月30日一早我被推进了产房，我紧张极了。经过麻醉，我躺在了手术台上，过了不知道多久，我明显地感觉到胸腹部被什么东西使劲挤压和拖拽，突然我听到了“哇哇哇”的几声哭声，小新新出生了，主刀的医生（就是一直帮助我的那位产科主任）很高兴地对我说：“小姚，孩子出来了，很好！”这几声哭声和这个“很好”是我听到过最悦耳的声音，宝宝终于没有出现我最担心的情况。很快，护士给宝宝做了清理，抱到我的面前说：“来，亲亲妈妈。”我第一次看到了这个我幻想过无数次样子的小家伙，好小好小，眼睛黑亮亮地看着我，我甚至不敢相信这就是我的孩子。

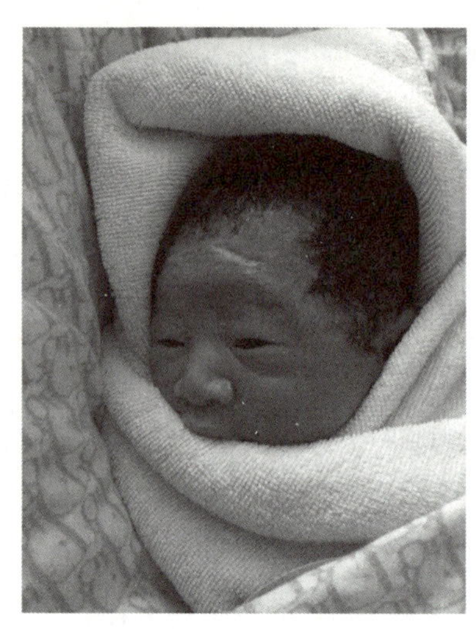

我们第一次见面，他居然就睁着大大的眼睛。

很快，孩子和我一起被推回病房。我很兴奋，完全没有产后的疲惫！由于麻药没有过去，我要求家人把孩子推到我视线可以看到的地方，眼睛一眨不眨地看着他。宝宝出生后两次打分都是 10 分，我和家人都非常开心。然而，在我内心深处仍然非常担心他的膈膨升。宝宝出生后的第一个夜晚非常关键，要密切观察，老公守着他到凌晨 2 点，而我也几乎没睡，一直在半梦半醒之间观察着孩子的呼吸。

但是，最担心的事情还是发生了。10 月 31 日下午宝宝开始呼吸浅促，每分钟 60 次左右，医生建议送宝宝去新生儿科。我的天一下就黑了！深圳新生儿重症监护病房严禁家长探望，一周只可以看两次录像。每次看到宝宝全身插着各种管子，小手挥舞，头上扣个大氧气头罩的样子，我就忍不住痛哭。宝宝在新生儿重症监护病房传来的消息听上去每况愈下：吃奶很少，呼吸每分钟始终为 80 ~ 100 次，氧饱和度不够，心跳开始变快。还好感染指标慢慢控制下来，经过长达 10 天的治疗，出院仍然遥遥无期。我的月子在眼泪中度过，当想到孩子吃不饱，还要打那么多的针时就心如刀绞。经过反复思考，我决定给广东省妇幼保健院的俞教授发个信息，询问他对宝宝手术时机的建议。俞教授很快回复了我“需要立即手术”。虽然我已经有给孩子做手术的思想准备，但还是担心10天大的孩子会有危险。于是，我又反复“骚扰”俞教授，俞教授非常耐心和肯定地告诉我，膈膨升折叠术是比较安全无风险的，手术越早对孩子未来的发育情况越好。想起孩子在新生儿重症监护病房可怜的样子，我决定长痛不如短痛，尽早进行手术，于是11月11日，我先生签字给小新新办理了转院。

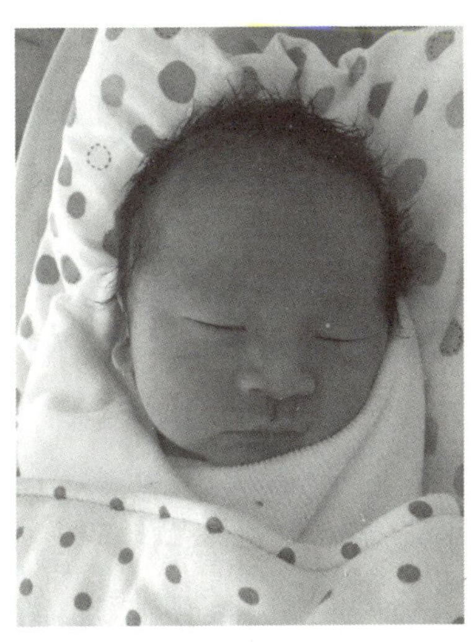

当晚，宝宝坐着救护车，我们自驾车到达广东省妇幼保健院。让我喜出望外的是，广东省妇幼保健院的新生儿重症监护病房邀请我们进去病房看宝宝。10多天未见，我已经认不出我的孩子了，看着他瘦瘦小小的样子，我只能拉着他的手，告诉他爸爸、妈妈和姥姥希望他快快好起来。第二天一早，我们又到医院面见了俞教授，俞教授再次非常耐心地接待了我们，我们决定第二天下午手术。有希望的日子，人会快乐很多，听了俞教授的解答，我和家人感受到了这些天来前所未有的轻松。

11月13日下午，我们陪着小新新从新生儿重症监护病房前往手术室。我不敢在手术单上签字，孩子的爸爸签下了同意。我祈祷我们是给宝宝做了一个正确的选择。一个多小时后，我们一直紧盯着的门终于打开了，俞教授告诉我们手术非常顺利！我高兴极了！看着俞教授离开时疲惫的背影，我内心充满了敬意！

接下来就是等着宝宝恢复，每天从主治医生那里都收到好消息，呼吸趋于平缓、血氧饱和度上来、开始吃奶了、顺利排便了。我还可以幸福地隔天去新生儿重症监护病房看看小新新，虽然每次只是短短几分钟，但对我来说已经弥足珍贵！孩子的主治医生是个年轻的女医生，非常有爱心，总是不厌其烦地回答我这个麻烦妈妈的各种问题。那段时间，我每天既盼望又害怕接到孩子主治医生的电话，盼望是因为我想尽可能多地知道孩子的状况，害怕是担心又有一些不好的消息。

11 月 16 日早上，我从睡梦中醒来，突然看到俞教授的一个未接来电和一条短信，俞教授告诉我孩子昨晚出现了气胸，已经做了闭式引流。由于不明白具体情况，我再一次陷入了恐慌。俞教授很快让主治医生带我看了孩子，并耐心讲解了气胸的原因和之后可能会遇到的情况。

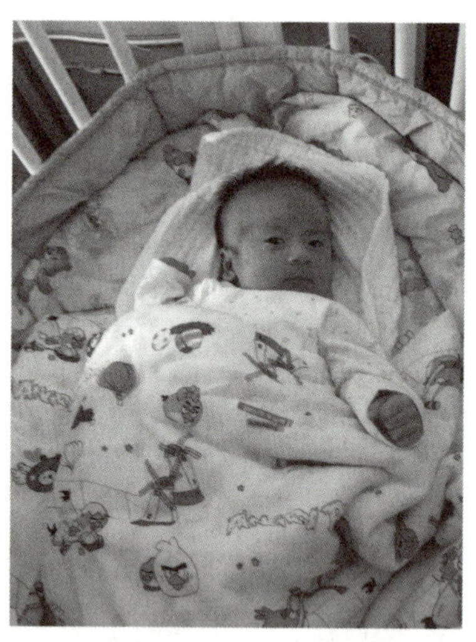

在大家的关心和呵护下，在我生产后的第 21 天，我终于收到了最好的消息——孩子恢复得很好，后天可以出院了！这种久别即将重逢的喜悦让我那两天激动得失眠。我庆幸我们给孩子做了正确的选择！

11月22日下午2:30，我终于在广东省妇幼保健院新生儿重症监护病房接了我的乖新新出院，虽然孩子只有出生时的体重但是精神非常好！“天将降大任于斯人也，必先苦其心志，劳其筋骨，饿其体肤……”我想宝宝虽然从一出生就经历了诸多磨难，但这是孩子宝贵的财富，愿他从此以后更加坚强、勇敢！

明天就是宝宝满两个月的日子，写下这篇文字献给在宝宝孕育和成长过程中所有帮助过我们的医生、护士，你们是孩子的天使！感恩你们给了他新的开始！

同时，我也想把这篇文字留给宝宝，“你是妈妈的天使，爸爸妈妈愿意用一生来呵护你！”

天使在人间，人间有真爱！

新新妈
2013年11月29日于深圳

五、写给我的宝贝——以此感谢生命中的恩人俞钢教授

宝贝，一直想要把你的成长记录下来，回顾过去的这一年，我们真的是经历了太多，打开记忆的闸门，这一年经历的事情历历在目，仿佛这一切发生在昨日又仿佛一切已经久远。

从你在妈妈肚子里孕育的那一刻起，我们就再也无法割舍，成为一个命运共同体了。爸爸陪着妈妈做每一次的产检，为你准备衣服、玩具，那么期待你的到来。可这一切并不那么顺利，命运时不时会跟人开一个玩笑，可这样的一个玩笑却让

爸爸妈妈有些措手不及，难以接受。

你在妈妈肚子里 24 周的时候，就被诊断出“隔离肺”，医生习惯性地建议我们不要这个孩子。得知这个消息后，我们伤心难过，但是无法舍弃你，我们决定无论你是什么情况，都会坚持要！带着这个决心，我们开始在网上查找资料学习关于隔离肺的知识，同时了解到广东省妇幼保健院的俞钢教授是全国做该类手术最权威的专家。宝贝，你要记住俞教授的名字，他是你的救命恩人，没有他的倾力相助，便没有你的诞生。

宝贝，你出生的那一刻，经历了太多的惊险。全身发紫、呼吸困难，医生开始抢救，接着紧急转往儿童医院。晚上 8:30，给你做完一系列检查后，新生儿科的主任医生便来找爸爸谈话，告诉我们你是膈疝而非隔离肺，说你的情况非常严重，几乎过不了当晚，让爸爸见你“最后一面”，爸爸看着你浑身插着管子，皮肤青一块紫一块，头偏向一边熟睡着，艰难地一口一口呼吸着的样子，心如刀绞。

你一直在高频呼吸机下维持着艰难的呼吸，但生命征还算正常。凌晨 3 点左右，爸爸妈妈决定向俞教授求救，给俞教授发了短信，发完短信就想等俞教授上班后给我们回话，结果 10 分钟后，俞教授回电话了，爸爸妈妈感动得都快哭了。俞教授问了你的情况，鼓励我们不是完全没有希望，只要你能坚持 48 小时，就具备手术的条件，只要手术后过了 3 天的危险期，你就没问题了，俞教授答应愿意为了救你不辞辛苦从广州赴西宁为你手术。当时，爸爸妈妈觉得遇到俞教授这样的好医生，我们整个人生来了一次大逆转，一切又向着好的方向发展了。

然而，并不是所有的医生都像俞教授这样有爱心和耐心，儿童医院的医生不愿意配合，爸爸几次三番和他们沟通都不行，急得直跺脚。爸爸妈妈又开始联系熟人，通过熟人联系到儿童医院的院长，有了院长的支持，主治医生才肯跟俞教授通话，同俞教授一块儿进行会诊，俞教授在电话里远程给了非常重要的指导意见，对你术前保持各项生命征起到了关键作用。

时间一分一秒过去了，36 小时、40 小时、48 小时过去了，全家人的心都随着你一起在数时间，终于 48 小时后你各项生命征平稳，血氧饱和度维持在 80 左右，具备手术的条件。爸爸开始联系俞教授来西宁为你做手术等一系列事宜，全家人都开始忙碌起来，觉得一切充满了希望。

你出生后的第三天下午，爸爸到机场接到了俞教授，第一次见到了你的救命恩人，一位身材不高、和蔼可亲的教授，手里拎着一个简易购物袋，袋子里就装着手机充电器，一看就是直接从医院下班赶往机场的，爸爸激动地握住俞教授的手，俞教授说："小谭，你见到我，就放心吧，我会尽力的。"俞教授的自信和安慰瞬间让爸爸看到了曙光和希望。

到了市区已经晚上 7 点多了，俞教授一口饭都没吃，直奔医院新生儿科查看你的情况，与医院外科主任、麻醉科主任等专家共同会诊，讨论决定手术方案。一直到晚上 11 点多，方案才确定下来，俞教授为了安全起见，提出了就在新生儿重症监护病房进行外科手术的方案，开创了青海省妇女儿童医院新生儿科手术的先例，刚开始儿童医院的医生都坚决反对。后来俞教授以他丰富的临床手术经验和渊博的医学知识自信地做了解释工作，再加上院长的大力支持，大家终于同意了俞教授的方案，并按照任务分工连夜开始准备手术。爸爸深夜 1 点把俞教授送回酒店休息。

第二天早上 9 点，手术开始了，俞教授亲自操刀，全家人都在焦急地等待中，不到半个小时，手术结束了，听到俞教授说一切顺利的那一刻，爸爸激动地失声痛哭，为你的新生、为俞教授的慈悲胸怀而哭。等爸爸冷静下来后，俞教授跟他就后续的术后护理和相关的注意事项一一进行了交流，并提到后续你还有 3 天的术后危险期，只要度过了危险期，恢复好就可以出院了，这着实给了我们很大的鼓励和安慰。俞教授当天下午坐飞机返回广州，去往机场的路上还跟妈妈通话了，鼓励妈妈应该像宝贝一样坚强勇敢，照顾好自己的身体等宝贝回家，妈妈哽咽得都说不出话来。

如俞教授所言，你非常争气，顺利度过了 3 天的危险期，之后你带给我们一个又一个的好消息，血氧饱和度可以一直保持在 90 了，引流管拔掉了，高频给氧取掉换普通氧气罩了，普通氧气罩取掉了……你可以进食后，爸爸每天开始给你送母乳了，第一天你吃了 10 毫升，第二天 20 毫升，到了后期你每次都能吃 80 毫升了。全家人期盼着每周一、周三去看你，隔着厚厚的玻璃看着你在小病床上躺着，有时还醒来蹬蹬腿、哭两声。医生让爸爸带你做 B 超检查时，爸爸第一次抱着你，你就在爸爸怀里，看着瘦瘦的，我们既开心又心疼，那种滋味不知怎么才能表达出来。

你终于出院了，整整 20 天，妈妈天天盼着你回家，你在危险期的那几天，爸爸基本天天 24 小时待在医院，晚上躺在新生儿科门外地板上和其他孩子的爸爸们和衣而卧，妈妈都不敢到医院去看你，怕见到你会心疼得碎掉。你出院的那天，全家人都去接你，庆祝你的重生。

回到家后，全家人轮番上阵，精心照顾你，爸爸妈妈也在每天数着时间，看着你慢慢长大。你满月了，我们在外婆家为你办了简单又温馨的满月酒，亲戚朋友都送来了祝福。后面的时光过得真的好快，你哭了笑了，尿了拉了，会抬头了，会翻身了，会坐了，会咿咿呀呀叫妈妈了，会撑着沙发站起来了，会拍手欢迎了，会摆手再见了，要妈妈扶着你走路了……

宝贝，如今你 11 个月了，再有不到一个月的时间，你就 1 岁了，这近一年的时间里，你做了 30 余次检查，有 4 本病历，20 多张 X 片，30 多张检查结果单，你的成长有太多的不易，不断地见证着生命的奇迹，爸爸妈妈有幸陪着你一起成长，一起为你见证一次次的成长经历。这期间，爸爸妈妈采取邮寄检查结果、微信传图片等方式经常与俞教授沟通交流你的情况，俞教授给了我们很多指导意见，让我们受益匪浅。你的成长牵动着俞教授和小薇助理的心，牵动着我们全家人和亲戚朋友的心，我们和你一起坚强成长。宝贝，这一年里，你也带给爸爸妈妈太多的欢喜和笑声，虽然历经磨难，却更加坚定了我们作为父母要把你好好抚养成人的信心。宝贝，谢谢你选择我们做你的父母，你是最坚强勇敢的宝贝，我们会尽我们一生的努力疼爱你，保护你，让你成长！爸爸妈妈好期待你长成大小伙子的样子！

多少个难眠的夜晚，妈妈无助地哭泣过，不甘心地想过为什么偏偏是我的孩子遭遇了这样的疾病，忍受了这么多痛苦，然而，这一切都无果。现在妈妈会想，偏偏也是我们的孩子这

么幸运遇到了俞教授！刚怀上你的那一年，爸爸妈妈还去青海的塔尔寺烧香祈求佛爷保佑你一切平安，当得知你生病的时候，妈

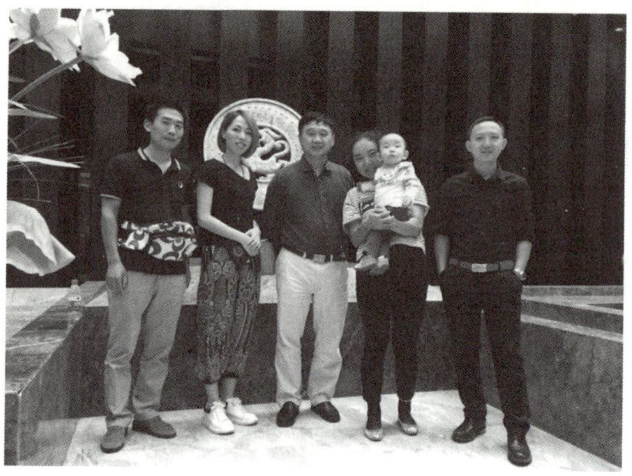

妈心里暗暗想佛爷为什么不庇佑我们的孩子。后来想明白了，其实俞教授就是佛爷派来普度你苦难的菩萨。爸爸妈妈相信以后一切的一切都会顺利平安的，加油，宝贝！

西宁的妈妈
2016 年 7 月

六、来自清远妈妈的感谢信

自从国家开放二胎政策，我身边有很多妈妈开始蠢蠢欲动了。当然我也不例外，在 2015 年 11 月 25 日得知自己怀上二胎时，心情既紧张又兴奋。

因为怀一胎时刚开始也有些不顺利，所以这次我比较谨慎。白天上班工作我也尽量穿平底鞋和舒适的衣着，就连平时爱用的化妆品和护肤品也丢弃一旁，为的就是能让这个小生命健健康康地到来。

就像许多孕妇一样，我开始了正常的产检之旅。怀孕三个月的我到了当地医院进行了初次常规检查，医生告知报告显示

一切正常，得知结果后心里也踏实了。而我还是像往常一样每天上班下班地过着，但好景不长，当我怀孕快四个月时却发现有了流产的先兆，便马上赶往医院检查，得知胎盘低置，医生也将这个病的危险性告知了我，但也会有不少例子后期胎盘会生长上去的。我出院回到家也是小心翼翼的，家门也少出，每天除了吃喝，基本都卧床安胎，只要宝宝平安健康，一切的付出都是值得的。

终于等到漫长的六个月四维彩超检查，我就在当地产检医院预约了 24 周的超声检查，脑子里猜想着宝宝的模样，是否健康。结果却触目惊心，医生初步诊断是胎儿膈疝，建议到省级医院复查确诊。当我看到这个报告时，脑子里一片空白……但是我必须要承受这个现实，不能放弃我的孩子！

心中百般疑惑，不敢相信这是真的，我一定要给宝宝寻找生的希望，在我最绝望的时候，通过上网查找关于膈疝的资料，查阅了广东省妇幼保健院俞钢教授《写给胎儿膈疝的家长们》的文章，于是挺着 6 个多月的肚子启程来到广州。因为一直不敢相信这是病情结果，所以就找到了产前诊断的医生要求复查 B 超，B 超单结果：先天性膈疝。当再次证实这个结果时，我瞬间崩溃了！医生告知我们不排除胎儿有其他并发症的可能，也有腹腔积液等一系列问题产生，于是产前诊断的医生建议我们做引产手术，因为这样的孩子术后存活率很低，我一听就哭了，但我还是抱着一丝希望不想放弃我的孩子。第二天一大早挂号见到了广东省妇幼保健院的俞钢教授，当时的情景我仍然历历在目，俞教授给我的第一印象是和蔼可亲。他看了复查结果，同时也咨询了我最想问的问题，俞教授耐心分析胎儿先天性膈疝的病因以及治疗方案，手中的笔一边画图，一边解说彩超结果里的指标。产前如何治疗、产时手术、新生儿手术，整套治疗方案非常完善细致，俞教授对胎儿学的深入研究与实践经验给了我很大的希望。他建议我可以安心安胎，定期四维彩超检查肺发育指标，等宝宝出生后观察一段时间就进行手术治疗，希望是比较大的，术后的并发症也很少。俞教授的热心也给了我们全家莫大的希望，特别感谢俞教授，因为俞教授的肯定，让我更加坚定信心把孩子生下来。

有希望就不要放弃，我们都争取给宝宝一次生的机会。在我怀孕 28 周时，俞教授建议我做促胎肺成熟的治疗。另外为了保障宝宝的安全俞教授建议我进行贝护佳远程监护，每天监护宝宝的情况，这样他们这边能实时了解宝宝在院外的情况，而且有什么异常情况能随时联系上他们。

离我的预产期越来越接近了，就在 34 周时我突然感到肚子不舒服，当晚 10 点多就见红了，我立即联系了贝护佳远程监护的医生。考虑到宝宝的安全，她让我马上赶来广东省妇幼保健院，因为我的情况似乎要早产了，也帮我通知安排俞教授团队做好准备，让我安心迎接宝宝的到来。开了两个小时的车终于来到医院，当晚医生给我检查诊断，发现我有前置胎盘情况，情况很危险，若不立马进行剖宫产，大人和小孩子都保不了。34 周 3 天，医院为我做了剖宫产，我的宝宝终于诞生了。

回想当晚我听到医生感叹道："太惊险了！幸好发现及时来医院了，否则情况就不容乐观了，小孩会有缺氧的症状！"前置胎盘，胎盘有剥离出血，现在想想都不禁后怕，如果我当时没有听监护医生的建议，我不敢想象我和宝宝的结局，真的是太惊险了。

宝宝在新生儿重症监护病房观察了两天就由俞教授亲自进行了手术，手术很顺利，术后宝宝恢复得也很好，我的宝宝你要加油！加油！妈妈想你了！在此，我代表全体家人对俞教授、俞教授团队及全体医护人员表示最衷心的感谢。最后，让我发自肺腑地说一句：祝愿俞教授和俞教授团队及全体医护人员身体健康、万事如意、大医精诚、仁心仁术！

患者家属：莉莉
2016 年 8 月 2 日

七、希望总在坚持后

“医生，请您救救她!”那一年我说得最多的就是这一句话。

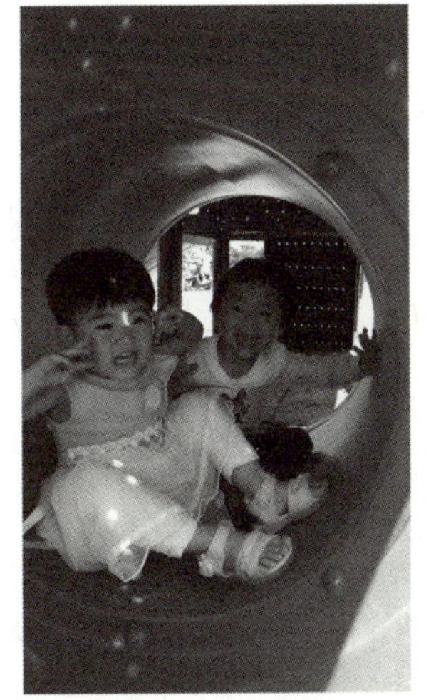

从佳佳 28 周开始，“羊水过多，单脐动脉，未见胃泡影”的超声诊断对我来说已非常明确了——我的孩子有消化道畸形（食道闭锁可能性很大）。自身学医的我明白这病生存的概率、手术难度、术后护理难度以及并发症等，也知道如果留下孩子就需要付出比平常人多几倍的精力……

“我不想放弃她。我想给她一个生的机会！路再难也要尝试一次。”这是我最终的决定，接着我马上上网查了许多资料，得知广东省妇幼保健院胎儿医学科的俞教授在这方面有较丰富的临床经验（毕竟这种畸形发病率并不高）。之后，我马上电话咨询，第二天在俞主任安排下我住进了产科保胎以及进一步进行核磁共振检查以确定分型。最后确诊为I型食道闭锁，难度最大的一类（在我女儿手术前，据了解全国有四例I型食道闭锁患儿进行了手术治疗，其中两例由俞教授主刀，手术都是成功的，目前还在一步步恢复当中）。手术住院期间，俞教授还细心地解释了整个疾病的发生、分类、I型的手术过程、手术风险以及术后并发症等，一大堆的专业术语，A4纸画满了图形以及以前的手术病例等。最后，全家一致决定：相信俞教授，相信他的团队一定会尽全力并有能力救我的孩子！

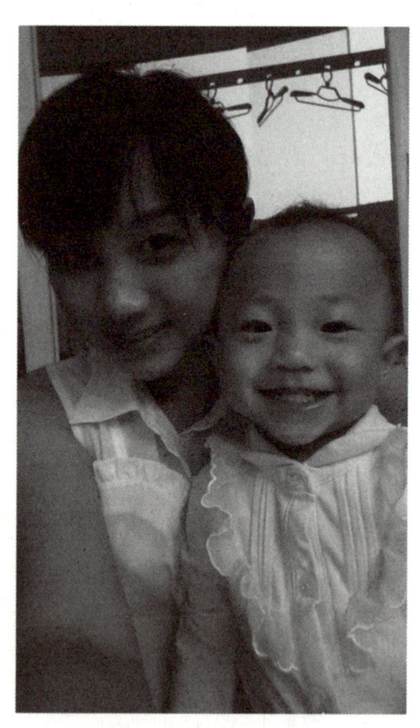

一直住院保胎到34周，从女儿出生匆匆看了她一眼后，再次抱在怀里已是3个月后。期间女儿经历了多少次的手术，用了多久的呼吸机已经记不清了。但永远也忘不了，俞教授与洪医生每天的努力与对我们一次次的鼓励，终究还是坚持下来了——看见了她那天使般的微笑。

当她8个月时，手术治疗阶段已经结束，接着就是回家的护理，饮食护理尤为主要。因为是I型食道闭锁，断端3.8cm，手术方式是把自身胃切出一部分连通两断端，所以有两个狭窄口。我们确实在食物的选择和烹饪方式以及她营养需求之间的平衡问题上花了很长时间去摸索，直到她长齐牙后，反流的情况才慢慢好些。

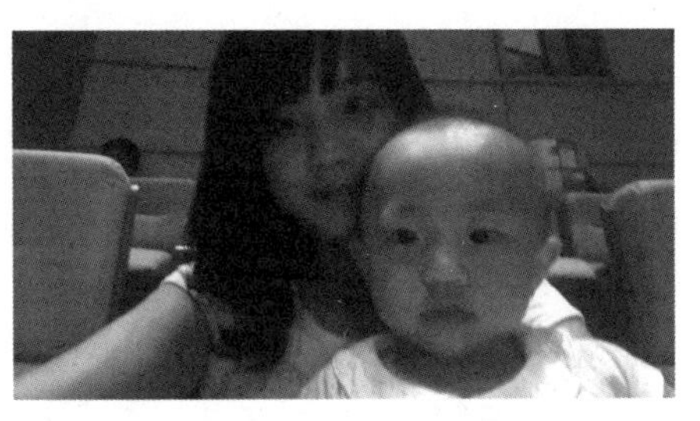

3 岁开始，佳佳便踏进了欢快的求学之路，有了个新的英文名字“Cisily”。在短短的几个月时间里，除了自理能力提高明显以及知识面开拓不少外，身高也从 93cm 长到 98cm（3 岁 4 个月）。我很是欣慰，希望总在坚持之后！希望她能继续健康成长！

非常感谢俞教授以及他团队里的洪医生、刘护士，因为有他们精湛的医术，我的女儿才得以重生，他们是给予她第二次生命的人。谢谢他们的初心——健康所系，生命相托，救死扶伤，不辞艰辛。

佳佳母亲
2016 年 6 月 25 日

八、湖北妈妈的故事

我结婚多年未孕，经过多家权威医院的详细检查与诊断，最后的诊断报告都是夫妻不明原因的不孕，经过再三考虑，我们夫妻决定选择辅助治疗——试管婴儿。

经过熟人的介绍，我们找到生殖科主任。由于我们双方身体都处在正常状态，没有走多少弯路，治疗进程很快，在很快的时间内就能取卵，并移植了胚胎。开始不知道是自己没经验还是什么别的原因，胚胎移植后没发育，去医院检查没怀上，主任那种质疑的眼神和语气我永远记忆犹新：“你怎么没怀上呢？”连续这样问我几次，我当时什么也答不上，只能用眼泪回答这个问题。最后一次移植胚胎的时间是 2011 年 8 月 16 日，那天下午总共有 13 个人放胚胎，轮到我放胚胎时，主任与两名护士在场，当时胚胎跟以前一样，从另外房间的窗口递过来，主任拿着装有胚胎的盒子给我确认，上面写有我的名字，之后就是移植手术了。在手术中我清晰听见主任紧张地“哇”了一声，但她没有说其他什么，我也没有任何感觉，就在我有点紧张时，她又跟以前一样说：“好了，手术很成功。”我慢慢起身去外面房间继续躺了半个小时，才回住处。

接下来的日子就是漫长的等待，要等 13 天以后才来检查。在第 13 天早上我怀着一份不敢去又特别想赶快知道检验报告的心情来到医院，跟以前一样，抽血后再等报告看医生。拿到报告时，简直有点快崩溃的感觉，孕激素才 7，一般都是 100 多的。主任说，按经验来说，这样应该是没怀上，但她也不敢肯定激素不会再往上涨，她这样的解说使我很失落。由于我对孩子特别的期待，我选择在医院招待所继续住着，等下星期再来检查。在这星期里，我天天喝大骨汤，为了增加营养，让激素升得快一些。可是一星期后去抽血，报告显示孕激素才升到 56。主任还是不敢肯定，但我还是没有放弃。我又住下来等了一个星期，听别人说喝大骨汤不行，要喝鸡汤，我那个星期的主食就是鸡肉和鸡汤，希望去检查时激素能升得快些。就这样在等待中又过了一星期，这次检查报告显示孕激素有 100 多了，主任笑着摇摇头，她自己也无法定义，反正是在往上长，可长得出奇的慢。就这样我又继续住在招待所，这星期我改成天天吃鱼、喝鱼汤，改变一下口味，看胎儿到底喜欢吃什么。又到了检查的日子，那天有点出乎意料，孕激素真的升得快一点了，500 多了，主任高兴地说："很好，怀上了，继续安胎，把安胎药再加重点。"就这样，我也知道宝宝爱吃什么了，每天吃鱼、喝鱼汤一直到生。

之后每次检查的结果还算满意，直到生殖科医生说不用再查激素了，以后的检查就去产科，我才回到住处。整整在医院招待所住了 45 天，我绷紧的心情也放松了不少。接下来的日子里，我开心地度过了孕期的每一天，孕检也是严格按医生的要求，每次检查胎儿的各方面都很正常，我也开心起来了。就在我沉浸在喜悦中时，那是怀孕 3 个多月的时候，不知不觉就见红了，我心惊肉跳，赶快去医院找医生。医生说试管婴儿不像自然怀孕，没有那么稳，这种是流产的先兆，要求必须住院安胎，就这样我又在医院住了 8 天。接下来的日子里，我走路时脚不敢抬高，都是擦着地板拖着走，就连说话都不敢大声。每次去孕检都很害怕，但没敢漏检一次，检查结果也没有半点不好的迹象。

就在怀孕 6 个多月时，做 B 超检查又出问题了，这次的问题是我不能接受的，医生要求我必须打胎，胎儿畸形，羊水超过了 400，正常羊水才 100 多。我是多么期待宝宝啊！结婚 10 多年，所有的精力都花在了这上面，我是多么不舍得！我的心在流血，我反复地查看了前面所有的检查报告，胎儿的大脑及其他器官没有任何问题，再加上前面的那些经历，我抱着一丝侥幸心理，死活也不肯打胎。我害怕失去，还想继续检查，很想确认胎儿是正常的。

我找到产前诊断科的主任，她很清楚我此刻的心情，建议我做穿刺检查。穿刺抽脐带血时，由于胎儿的不配合，小手总是动来动去，没办法做，最后抽了羊水做检查。报告显示胎儿的身体没有其他不良特征，但不排除消化道畸形，要求我去上级医院做更进一步的检查。我去了，医生说需要做核磁共振，但他说做核磁共振难度相当大，这个是要观察胎儿腹中的情况，关键胎儿在母体腹中，还要观察胎儿腹内情况，因此要在胎儿完全不动的情况下才能进行，但谁能保证胎儿什么时候不动呢？特别是在羊水那么多的情况下，胎儿的活动是很方便自如的。医生问我："如果检查下来是消化道畸形你是决定生下来还是做掉？"我告诉他如果生下来能够医治好的话那肯定得生下来，他告诉我，虽然不能说能完全治好，但敢肯定，这样的手术一定能有好医生帮你做的，你既然很想生下来，核磁共振干脆不用查了，但你在生下来之前，一定要有心理准备，首先就是这种手术成功率很低，费用相当高，最少也要个一二十万。我当时听完很纳闷，不知如何是好，可我始终不想放弃，我决定冒险，走一步是一步，我和所有的亲人商量过了，大家都知道我是多么想拥有一个自己的宝贝，他们都愿意在我需要的时候给予帮助。

我在忐忑不安中等待着宝宝的降生。后面的日子，我不敢吃太多的东西，也不敢喝太多的水。走路的时候，肚子大得让我看不见自己的脚，肚子里面的羊水太多，感觉晃荡晃荡的，我还要用双手抱着肚子，怕万一早产了更加不好。就在 36 周的时候，也就是 2012 年 5 月 1 日，我在床上躺着，中午 12 点多的时候羊水破了，我赶快去医院。到了医院，产科值班医生

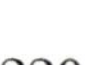

起初还想试着让我保胎，但羊水始终止不住地流，胎心监测显示胎儿也严重缺氧，只好采取剖宫产。15:37 生下女儿，体重 2.3 公斤，身高 22.5 厘米，小孩哭的声音很清脆，我好开心。但由于生之前检查出胎儿有畸形，胎儿生下来就直接被转到儿科做检查。而我由于胎盘粘连造成大出血，当时失血过多，一直处于昏迷状态。医生下了病危通知书，当时家属只有我姐姐在手术室外面等我，老公和其他亲人都陪着孩子去了儿科，姐姐签了字，医生给予输血抢救，接下来我被推进了 ICU。在那里我一直高烧不退，体温 41℃，采用全身埋冰块降温。我模糊地记得我一直冷得发抖，要求不要放冰块，但医生为了让我退烧，不停地用毛巾给我擦身，用棉签湿嘴，不停地加冰块，从头到脚放得满满的。直到第二天，我稍清醒了一点，高烧也退了。就这样第四天我转到普通病房，在普通病房我见到了老公和姐姐，我们哭成了一团，是他们和医生把我从死亡边缘拉了回来，而在他们心里也经历了一场生死离别的斗争。

我瘦得不像人样，全身都发黑，就好像是碰伤过后的瘀青一样，医生告诉我们，那是我失血过多导致的，医生叫我们也不要紧张，时间长了会好起来的。但我们最担心的还是小孩，小孩的检查报告是消化道畸形——食道闭锁、动脉导管未闭、蝴蝶椎、幽门肥厚，必须转到更好的医院治疗。

经该院的医生介绍，广东省妇幼保健院小儿外科主任俞钢是这方面的权威，我们电话与他联系，他很和蔼地跟我们讲解了小孩的病情与治疗，具体的情况要做进一步检查才能拟订治疗方案。经过俞主任的安排，2012 年 5 月 5 日早上广东省妇幼保健院番禺新院安排了专业医护人员乘坐救护车把小孩接过去，过去之后做了更进一步的检查。俞主任针对小孩的病情与我老公进行了沟通，他很有耐心地跟我老公详细讲解了小孩的病情，以及如何治疗。他当时有两种方案，一是保守治疗方案，时间比较长，经费也很高；二是一次性做完手术，但之前还未试验过。老公选择了第二个，因他的直觉告诉他，眼前这个医生值得相信，孩子交给他可以放心。

治疗方案定下来后，俞主任精心安排，不怕辛苦与劳累，在当晚 11 点就开始手术了，直到凌晨 3 点多手术才做完。主任不怕苦与累的精神和高超的技术让我们一家人非常感动。就是他这样的领头人，带出了一批批优秀的骨干医生，像洪淳医生，他就是俞主任的得力助手，我们也很感激他。女儿手术时肺部遇到了一点麻烦，是他用心给予修复。小孩住院期间也是他一直在监管，就是他们挽救了很多宝宝的生命，也挽救了很多家庭。

现在我小孩已经 4 岁多了，身体各方面和其他正常小孩没什么不一样，能歌善舞，聪明可爱。在此，我非常感谢主治医生俞钢及所有的白衣天使，是他们让我拥有了幸福的家庭。

一位来自湖北的妈妈
2016 年 6 月 23 日

九、贵州妈妈的故事

现在看着调皮捣蛋的小家伙，真是让人如此的喜悦。回想从怀宝宝，到生育、治疗的那段经历，我既不堪回首，又充满感激。

从未听说过“先天性食道闭锁”这样的疾病，让我们一度笼罩在阴云之中。如今，我的宝宝能够健康成长，是俞钢教授给了宝宝的第二次生命。

我是一名农村妇女，文化水平不高，膝下无子，在传统的农村观念中似乎低人一等，所以我们渴望生个儿子。2011 年 12 月，我终于如愿以偿地怀上了一名男婴，但是羊水较少，胎位不正，医生叮嘱我回去多喝水喝汤。可惜 38 周复查时，病情仍然没有缓解，在 39 周时，家中又遇到大伯去世，这对我们的心情产生了严重的打击。

2012 年 8 月 24 日，到黄岐医院预约入院。根据检查结果，我们被安排到第二天早上的第二轮手术。早上 10 点 30 分上了手术台，在结束麻醉药效后，姐姐哭着告诉我，宝宝出生后口吐白沫，全身发乌，送去儿科进一步检查。躺在病床上的我已经全身无力，眼泪止不住地一直流，难受得已经说不出话，是上天跟我开玩笑吗？那时感觉我的整个世界都黑了。

下午 5 点多才得到检查的反馈，儿子得的是“先天性食道闭锁”，经朋友介绍，得知广东省妇幼保健院俞钢教授专研治该病。那一瞬间，我觉得我的世界又亮了。

转院到广东省妇幼保健院后，得知俞教授出差，两天期望的等待后，俞教授出差回来了。他给宝宝做了相关检查之后，决定第二天给宝宝手术。第二天的手术是煎熬的等待，时间在一分一秒地流逝，每时每刻对我们来说都是如此漫长。许久等待后，俞教授终于疲惫又兴奋地走出手术室，对老公说：“孩子的手术已经成功，而且非常顺利。”我老公高兴地握住俞教授的手，兴奋之情溢于面容而无法用言语表达。又经过近一个月的治疗，宝宝终于康复了，在出生后一个月能够喝奶了。虽然他对比其他孩子，一出生就经历了如此的磨难，但因为他碰到了俞教授，得以渡过难关。

现在宝宝快 4 岁了，我们再次带他来广东省妇幼保健院复查，一切正常。我们的内心对俞教授充满了感激之情。如果没有他耐心、细致、高超的医疗水平，我们的孩子不会有今天的健康。谢谢您，俞教授，你是我们孩子的救命恩人，我们再次向您表示由衷的感谢！

海玲妈
2016 年 7 月 27 日

十、生命在延续

我始终相信，上天是公平的，他既然给予了，便不会轻易夺回。有一个小生命，在一班伟大的医生天使手中，奇迹诞生了。他，有着坚强的意志力，有着对生命的渴望，有着对五彩斑斓的世界的憧憬；他，我的儿子，生命得以延续了。

1. 意外的惊喜

2012 年，由于头痛的原因来到医院做检查，医生的初步诊断是“神经性头痛”，说开了药吃了就没事。后来出于谨慎考虑还是做了尿检，才意外地发现怀孕了。这个是多么令人兴奋的惊喜啊，这可是我和老公 5 年爱情的结晶，全家人都沉浸在喜悦中。

2. 痛并快乐着

日子一天天过，肚子里的小宝宝也在我的精心呵护下茁壮成长。在 12 周的时候，我为小宝宝建了档，开始进行产检，监测小宝宝的成长历程。很快 24 周了，医生提醒我要进行四维检查了。从同事那里了解到广州某间医院的四维技术不错，而且可以让家属看到检查的全过程，还有录制碟片留念。于是我毫不犹豫地预约了该医院进行四维检查。

激动人心的时刻到了，我如期地与小宝宝见了面，在医生的引导下，小宝宝很配合地与我们打招呼，跟我们玩游戏，一切是那么美好，幸福就是这么简单！突然，医生的检查放缓了步伐，一直停留在某个地方，我好奇地问医生："医生，怎么了？"医生眉头紧皱，我意识到情况有点不妙，心纠得发慌。医生又找来了主任医生，在确定情况后跟我说："宝宝可能生病了，可能患有膈疝，建议到其他专科医院再做进一步检查。"我的眼泪一下子"哗"地流下来了，虽然我还不知道情况的严重性，但是也能看出宝宝现在的情况至少不是很乐观。于是，在两天内，我又去其他医院做了三次彩超，结果都一样。

我们详细地咨询了医生，了解到这种病对宝宝的影响及出生后会出现的各种可能。是的，我们不能自己欺骗自己，我们要理性地去看待、去分析，在那一个月，我和老公看了很多书籍、查了很多网站、咨询了无数权威的医生，有建议放弃的，是考虑到出生后手术情况不乐观导致不必要的人财两空和精神上的重挫；有建议保留的，是想给每一个小生命多一次平等生存的机会，不努力又怎么可以断定不可能呢？多少的声音在我耳边回响，简直令我快要窒息。每次有不好的念想出现，宝宝都会胎动得很厉害，似乎在告诉我："妈妈，我很好！请不要放弃我!”最后，我和老公做出了决定：我们要把宝宝留下来，不管结果如何。既然宝宝已经选择了我们，我们绝对不会放弃他。这是我们和宝宝爱的约定，我们尽力了，宝宝也要加油。

3. 幸福如期而至

2013 年 5 月 24 日，历经了 12 个小时的阵痛，宝宝终于出生了。此刻的心情五味杂陈，激动、喜悦、难过、忐忑……

之前某医院提出的治疗方案让我们无法接受，太多的不确定因素，这不仅关系到宝宝的生命安全，也关系到妈妈的生命安全，因此家人拒绝了某医院对我们母子所提出的治疗方案。所以第 2 天，我们出院了。宝宝在家里像正常小孩一样，会睁眼、会哭闹、时而露出笑容，而且吃奶也很正常。直到宝宝出生后第 5 天，我们发现宝宝的呼吸开始有点急促。我们联系了广东省妇幼保健院的俞钢主任，俞钢主任是宝宝出生前我们便了解到的该类疾病方面的权威医生，俞主任成功治愈了无数先例，所以我们相信他。拨通了俞主任的电话，俞主任非常热情而且详细地咨询了关于宝宝的情况，并且马上帮我们安排了床位，让我们第二天带宝宝住院接受治疗。

2013 年 5 月 31 日，俞主任和洪淳医生为宝宝做了手术，由于医生们的医术高明、技术纯熟，手术非常成功。经过 13 天，在医生、护士的精心呵护下，宝宝度过了生命中最重要的日子，安全地存活了下来，术后一切都非常顺利，并没有之前所提到的一系列术后反应。宝宝是幸运的，他知道我们在等待着他，我们在为他祈祷，我们深深地爱着这个小生命。

4. 感谢难以言语

宝宝现在 3 岁了，是一个非常健康聪明、活泼可爱的小男孩，体质也相当不错。虽然身子一直较瘦小，但是也慢慢趋于正常体重。这一路走过来，虽然很累，但是每次看着宝宝无邪的笑容，一切的辛苦、一切的劳累都烟消云散了。

趁此机会，我和我老公、宝宝在这里向广东省妇幼保健院的俞主任、洪医生、护士们道谢，是你们给了宝宝第二次生命，是你们的精湛医术和精心照料，让宝宝免去了其他病痛，谢谢你们！还有，也要感谢关心支持宝宝的所有亲戚朋友们，是你们一路以来的精神鼓舞、是你们的支持关怀，才让我们鼓起勇气正确选择面对，给予宝宝生命的权利，谢谢你们！最后，祝福所有好人一生平安、健康！

唐女士

2016 年 8 月 10 日

附　图

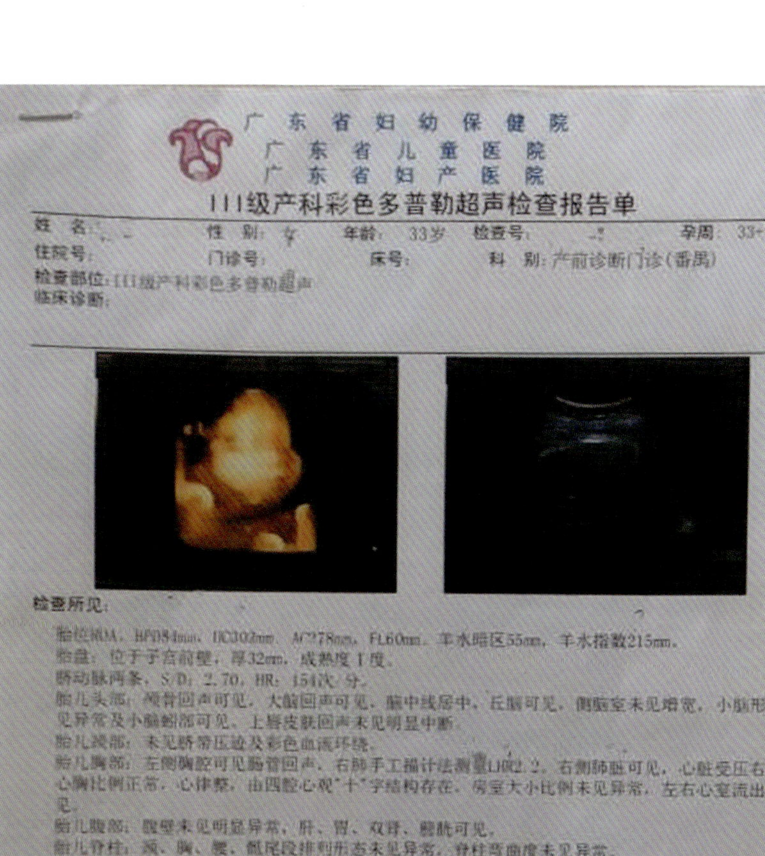

广东省妇幼保健院
广东省儿童医院
广东省妇产医院

III级产科彩色多普勒超声检查报告单

姓　名：　　性　别：女　　年龄：33岁　　检查号：　　孕周：33+周
住院号：　　门诊号：　　床号：　　科　别：产前诊断门诊(番禺)
检查部位：III级产科彩色多普勒超声
临床诊断：

检查所见：

胎位ROA，BPD84mm，HC302mm，AC278mm，FL60mm，羊水暗区55mm，羊水指数215mm。
胎盘：位于子宫前壁，厚32mm，成熟度Ⅰ度。
脐动脉两条，S/D：2.70，HR：154次/分。
胎儿头部：颅骨回声可见，大脑回声可见，脑中线居中，丘脑可见，侧脑室未见增宽，小脑形态未见异常及小脑蚓部可见，上唇皮肤回声未见明显中断。
胎儿颈部：未见脐带压迹及彩色血流环绕。
胎儿胸部：左侧胸腔可见肠管回声，右肺手工描计法测量LHR2.2，右侧肺脏可见，心脏受压右移，心胸比例正常，心律整，由四腔心观"十"字结构存在，房室大小比例未见异常，左右心室流出道可见。
胎儿腹部：腹壁未见明显异常，肝、胃、双肾、膀胱可见。
胎儿脊柱：颈、胸、腰、骶尾段排列形态未见异常，脊柱弯曲度未见异常。
胎儿四肢：肱骨、尺桡骨、股骨、胫腓骨可显示。

提示：

宫内妊娠，单活胎。
胎儿左侧膈肌发育异常：左侧膈疝？其他性质未排。
胎儿右位心。
脐动脉血流频谱正常范围。
建议产前咨询及胎儿MRI检查。
建议定期复查。

报告医师
记录人：　　会诊医师　　报告日期：2016-06-28 18:06:32

附图1　膈疝超声诊断报告模板

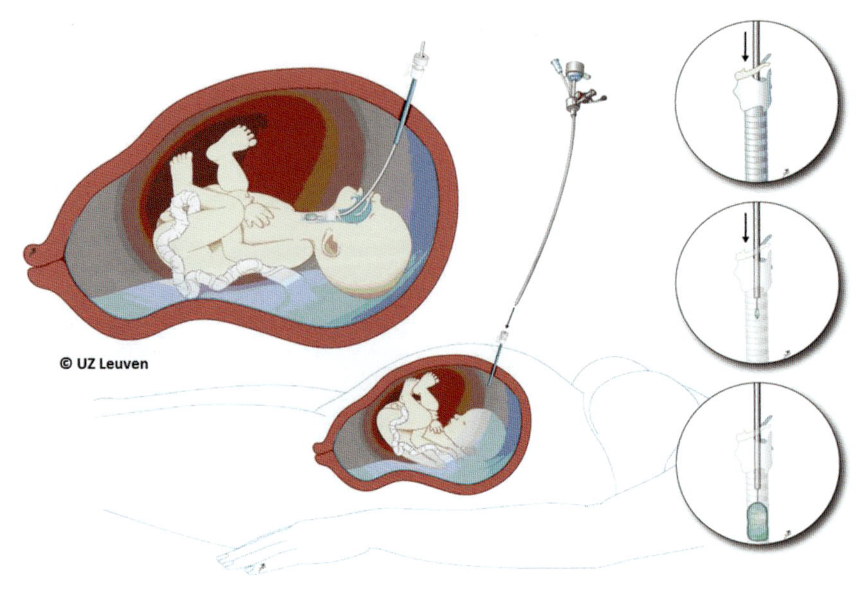

附图 2　FETO 示意图

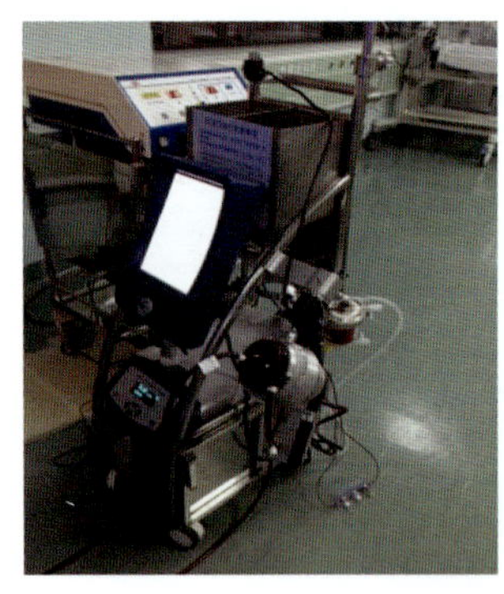
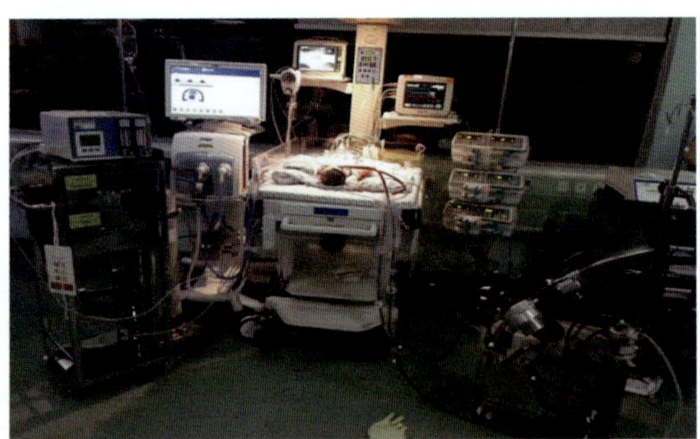

附图 3　体外膜肺氧合的使用

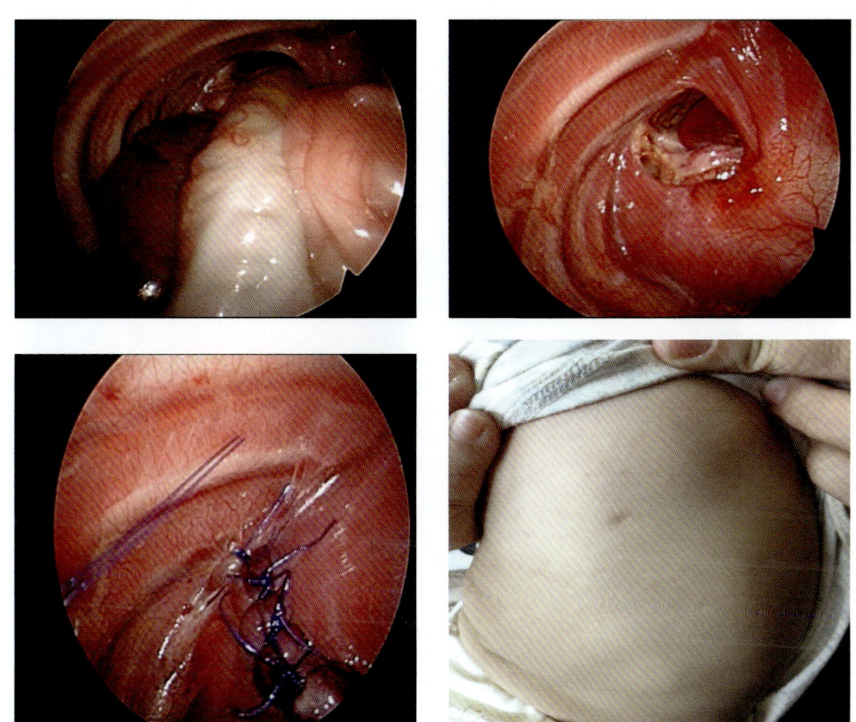

附图 4　膈疝微创手术及术后伤口图

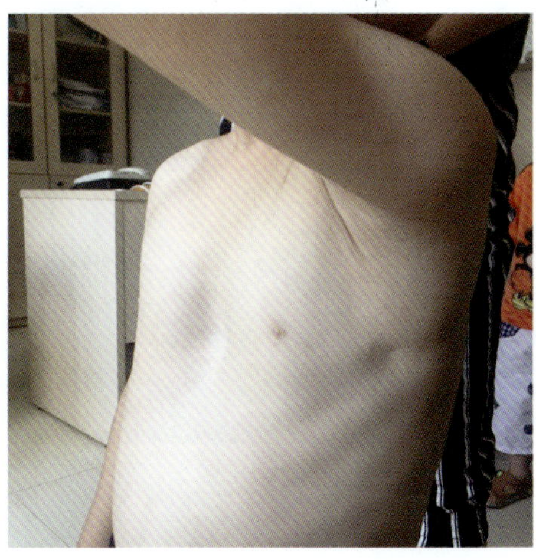

附图 5　膈疝传统开胸手术术后伤口图

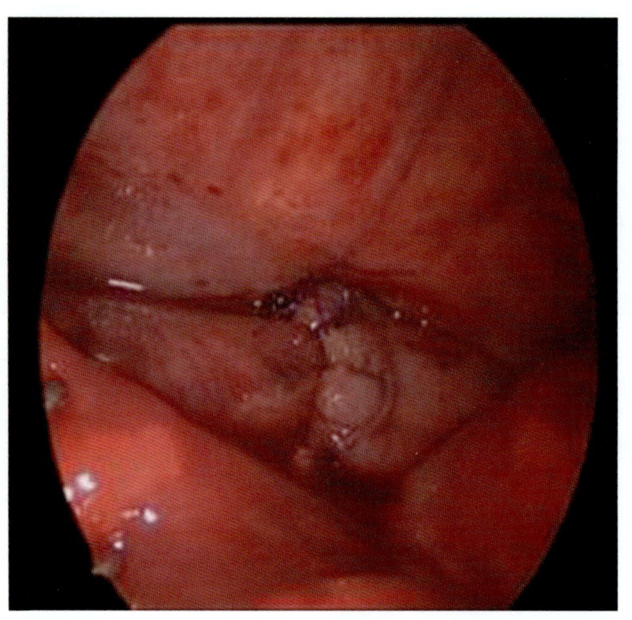

附图 6　胸腔镜下食道吻合完成

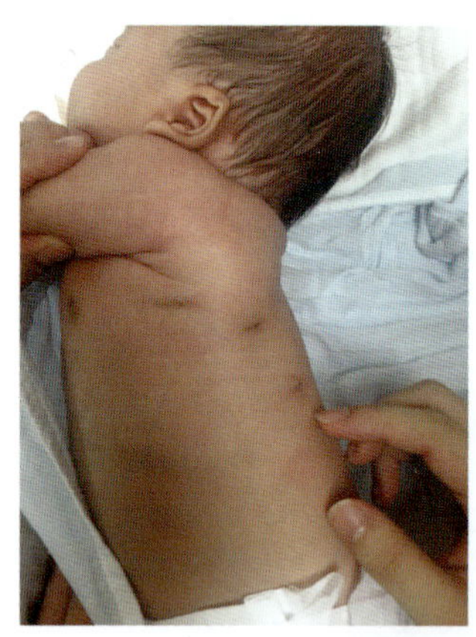

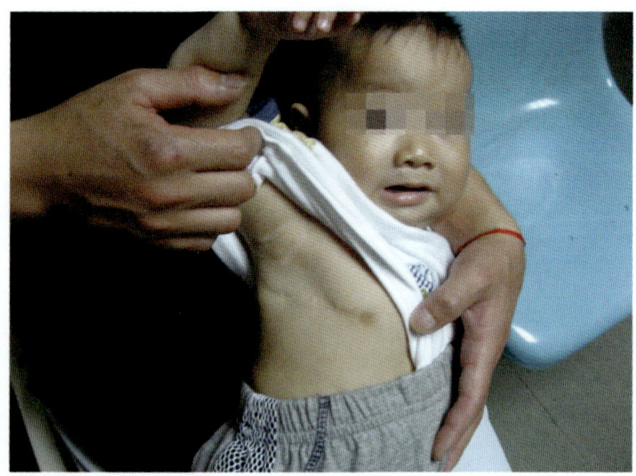

附图 7　胸腔镜微创手术与传统开胸手术术后伤口比较